鍼灸医学における
実践から理論へ
パート 3

いかに弁証論治するのか　その2

藤本傳四郎　蓮風 著

たにぐち書店

はじめに

　鍼灸医学における実践から理論への三冊目となる。

　鍼灸医学における実践から理論へのパート1で、開口一番に「鍼灸医学は医学」だと同義反復的に述べた。この中には当然のことながら、通常の鍼灸でもっぱらお家芸的に肩こり腰痛ムチウチなどの「整形外科」的疾患をとりあげるのではなく、「内科」「外科」「眼科」「耳鼻咽喉科」「産婦人科」のさまざまな病やその他多くの難病疾患にも有効であると主張してきた。

　事実「子宮ガン第二期全摘出後半年でガンが再発し恥骨に転移したもの」をおよそ3年にて、鍼灸治療のみで治癒せしめたもの。〈現在も元気で発病後7年の経過をみる〉または大腿腫瘍の治験例。或いはT細胞型急性白血病の治癒。急性心不全や心筋梗塞の発作の治療。脳動脈破裂による意識障害のでたもの。急性、慢性の喘息の完治例は無数にある。或いは緑内障で眼圧が著しく上昇し、眼球摘出手術が必要とされたものを全く無傷で治療し癒えたもの。或いは眼球出血から三叉神経痛がひどく眼球摘出手術が必要とされたものを全く無傷で治療し癒えたもの。或いは視神経萎縮の治療で成果をあげたもの。或いはまた網膜剥離によるほぼ失明したものの回復。このような通常では「治癒不可能」であるものが治癒可能となったものは枚挙にいとまがない。いわばこの医学は「全科的個人医学」であって決して一療法ではない。「弁証論治」にもとづく治療の永遠性である。

　さて、パート2では「いかに弁証論治するのか」を北辰会のカルテの説明から始めたが、今回は弁証における北辰会方式の幾つかの問題点を中心に論を展開している。問題を意識している時点での当会のレベル、つ

—3—

まり「限界」を示しながら、ことの本質をもう一度確認しさらに飛翔するためにはどうあればよいかを追求する。ことわるまでもなく、40年にわたる臨床実践にもとづいた内容だ。

　最後になったが、この内容の大方は北辰会定例会において講演したものであり、これをテープ起こし、文章化に手伝われた多くの同志による機関紙『ほくと』から直接採取したものである。

　以下にご氏名を明記させていただく。心より謝辞を申し上げる。更にはくり返す校正において有益なご意見をいただいた藤本漢祥院直弟子福田毅氏にも頭を下げる次第である。またこれに関してたにぐち書店編集部の方々にもお世話になったことを銘記しておく。むろん最終的に著者が点検したことは申すまでもない。

2003・5・15
亡き娘・まゆこの冥福を祈りながら
大渕池のほとりにて。

14世鍼医　藤本傳四郎　蓮風

テープ起こしと文章化の労をとられた方

　◎弁証における北辰会方式のいくつかの問題点『ほくと』27号〜32号

後藤　　望

高井美保子

神野　英明

大八木敏弘

　◎より正確なカルテをとるために『ほくと』32号

後藤　　望

高井美保子

神野　英明

大八木敏弘

　◎再び体表観察について『ほくと』29号

後藤　　望

神野　英明

浅野　理子

校正の労をとられた方

　堀内秀訓・小峰ゆりか・城尾有紀・滝口美弥子・菱沼三喜・藤井裕也・福田毅

目　次

はじめに …………………………………………………………………3

弁証における北辰会方式の幾つかの問題点

弁証における北辰会方式の幾つかの問題点 …………………………10

1　原穴の虚実について …………………………………11
　（1）原穴診の意義　11
　（2）背部兪穴との関わりについて　14
　（3）原穴診の取り方　16

2　胃の気の脉診 …………………………………………18
　（1）胃の気の脉診の意義　18
　（2）浮・沈・遅・数・細・大の脉状を考慮　19
　（3）皮膚の滑渋と乾湿　23

3　気色診 …………………………………………………23
　（1）気色診の意義　23
　（2）腠理　26
　（3）丘疹　28

4　腹診 ……………………………………………………30
　（1）夢分流　30
　（2）面と点　32
　（3）日本鍼灸古流派　37
　（4）空間・気滞・上下・深浅　41
　『吉田家腹診秘録』　43
　まとめ　78

5　舌診 ……………………………………………………80
　（1）基礎学と臨床　80
　（2）舌上と舌裏（下）　80
　（3）苔　85
　（4）色、剥げ　87
　（5）紅点紅刺　88
　まとめ　91

— 6 —

6 多面的観察の評価の問題 ……………………………93
　（1）各診断法の特徴と評価　113
　（2）情報の虚実・寒熱錯綜について　115

7 病因病理と弁証 …………………………………116
　（1）病因病理と弁証　116
　（2）病因病理の証明　116
　（3）幾つかの可能性　116
　ここまでのまとめ　123

8 難病治療に取り組む ……………………………125
　（1）伝統医学に学ぶ－たとえば「癌」、「心不全」疾患の概念　125
　（2）診断学を優先・予後　131
　（3）持てる治療技術を最大限に発揮　145
　（4）患者に学ぶ　147

9 虚実挟雑 …………………………………………149
　（1）虚実錯雑証は以下の状況において出現する　150
　（2）虚実挟雑証の5の基本類型　151

10 雑病難病における弁証の問題 …………………158
　（1）難病雑病の弁証において、在来の弁証でよいのか　158

より正確なカルテをとるために　～いかに正しい情報を得るか！～ ……182
　1 患者さんは問診者の意向に沿って
　　いつも正しいことを述べているとは限らない ……182
　2 正しい情報を得るテクニックとは ………………192

再び体表観察について ………………………………………206
　1 はじめに ………………………………………206
　2 総論 ……………………………………………206
　3 各論 ……………………………………………208

— 7 —

（1）望診　208

（2）衛気診　211

（3）体触診　212

（4）刺触法　220

（5）刺絡診　224

（6）圧診　226

4　おわりに ………………………………………229

弁証における北辰会方式の
幾つかの問題点

弁証における北辰会方式の 幾つかの問題点

　本章の内容は、今の北辰会のレベルを示す、あるいは限界を示すものです。レベルという限界があり、その部分は乗り越えなければなりません。そのことについて、まず述べたいと思います。

　先日、鍼灸臨床懇話会の全国集会で、私は珍しく発表せずに、若い人の発表を聞いていて、「あ、北辰会、まだだめだなー」と感じました。そして、どこに問題があるのかということを自分なりに考えたわけです。

　述べておかなければならないのは、かなり精度の高い診療方式を編み出したわけですが、欠点がないかといったらとんでもないことです。まだまだ十分でないところがあります。

　ですから、北辰会方式に問題点があったら、この会を通じて大いに発言してほしいし、私もこれは本当だ、正しい、と思えば絶対それを変えるはずですから、ぜひそのようにやっていただきたいと思います。

　その中のいくつかの点をとりあげていきます。

　たとえば

> ・原穴の虚実について。
>
> ・胃之気の脉診の問題。
>
> ・気色の問題。
>
> ・腹診の問題。
>
> ・舌診の問題。

などです。

　いわゆる、情報を越えた形で、観察するレベルでの弁証の問題を取り上げていきます。

— 10 —

1 原穴の虚実について

（1）原穴診の意義

　まず、原穴の虚実について述べます。原穴診の意義をもう一回反省してみたいと思います。『霊枢』九針十二原の中にある、原穴についての内容です。

『霊枢』九鍼十二原篇

「五臓有六腑、六腑有十二原。十二原出于四関。四関主治五臓、五臓有疾、当取之十二原。十二原者、五臓之所以稟三百六十五節気味也。五臓有疾也、応出十二原。而原各有所出、明知其原、觀其應、而知五臓之害矣」

（五臓に六腑有り。六腑に十二原有り。十二原は四関に出ず。四関は五臓を主治するなり。五臓に疾有らば、当に之を十二原に取るべし。十二原は五臓の三百六十五節の気味を稟くる所以なり。五臓に疾有らば、応に十二原に出づべし。而して原に各おの出づる所あり、明らかに其の原を知り其の応を観れば而ち五臓の害を知る。）

「陽中之少陰、肺也、其原出于太淵、太淵二。陽中之太陽、心也、其原出于大陵、大陵二。陰中之少陽、肝也、其原出于太衝、太衝二。陰中之至陰、脾也、其原出于太白、太白二。陰中太陰、腎也、其原出于太谿、太谿二。膏之原出于鳩尾、鳩尾一、肓之原、出于脖胦。脖胦一。凡此十二原者主治五臓六腑之有疾者也。」

（陽中の少陰は肺なり。その原は太淵に出づ。太淵は二つ。陽中の太陽は心なり。その原は大陵に出づ。大陵は二つ。陰中の少陽は肝なり。その原は太衝に出づ。太衝は二つ。陰中の至陰は脾なり。その原は太白に出づ。太白は二つ。陰中の太陰は腎なり。その原は太谿に出づ。太谿は二つ。膏之原は鳩尾に出づ。鳩尾は一つ。肓之原は脖胦に出づ。脖胦は一つ。凡そこの十二原は五臓六腑の疾ある者を主治するなり。）

— 11 —

こういうことを言っています。

ここで重要なことは、『難経』の十二原と『霊枢』の十二原は違うという点です。

『霊枢』の方は五臓を中心とした十二原であって、それに鳩尾と脖胦を加えています。脖胦というのは気海のことです。これを加えて十二原としています。

一方、『難経』は、五臓六腑にひとつずつそれぞれあるということで十二原ということを言っています。

ですが、その意味するところは『霊枢』においては、ここではっきり言っているように、五臓六腑に十二原というものがあるが、これは手足にあると。手足において、五臓に疾ある者は十二原を取れと。

それでは、十二原というものがなぜこのように効果があるかというと、「五臓の三百六十五節の気味を受くる所以なり」と言っています。ということは、全身各所に流注している五臓の経脈の気の働きの集約の大元がここに出てくると言っているわけです。ですから、五臓に病があれば「正に十二原に出づ」、と言っています。

しかも、

「明知其原、觀其應、而知五臓之害矣」
（明らかにその原を知りて、その応を見て、五臓の害を知るなり。）

だから、十二原というのは、『霊枢』ではとにかく五臓の異常を観察する重要な所であり、五臓を主治する肝腎な治療部位なのです。

次に、『難経』に行きましょう。

> 『難経』六十六難
> 「六十六難曰、経言肺之原出於太淵、心之原出於大陵、肝之原出於
> 太衝、脾之原出於太白、腎之原出於太谿、少陰之原出於兌骨。」
> （肺の原は太淵に、心の原は大陵に出づ。肝の原は太衝に、脾の原
> は太白に、腎の原は太谿に、少陰の原は兌骨に位置する。）

『難経』六十六難に、「経に言う……」、

ここで言う経というのは、一応『内経』を意識して『霊枢』経のこと
だと思います。ここで、五臓を全部あげておき、次に六腑について述べ
ています。

> 「膽之原出於丘墟、胃之原出於衝陽、三焦之原出於陽池、膀胱之原
> 出於京骨、大腸之原出於合谷、小腸之原於腕骨。
> 十二経皆以兪為原者、何也。然五蔵兪者、三焦之所行、気之所留止
> 也。」
> （胆の原は丘墟に、胃の原は衝陽に、三焦の原は陽池に出づ。膀胱
> の原は京骨に出づ。大腸の原は合谷に、小腸の原は腕骨に位置する。
> 十二経、皆兪を以て原となすは何ぞや。然るなり。五臓の兪は三焦
> の行くところ。気の留止する所なり。

意味づけが変わっています。『難経』における意味づけが変わっている
のです。

これでわかるように、『霊枢』で言う、原というのは、大元（おおもと）
です。五臓六腑のおおもとという意味で使われていますが、その原が元
気の元に変わってきます。中国語で、ユアンyuánと発音するのは、原と
いう字がもとです。

これが『難経』では、元気の元に置き換えられてきます。これは、『難
経』の時代に、元気論というのがはやり、この元気論を受け継いで、『難
経』の学説が影響されている、という理由からです。

ここの三焦の兪の解釈は、

> 「三焦所行之兪為原者、何也。然、齎下腎間動気者、人之生命也、
> 十二経之根本也、故名曰原。
> 三焦者、原気之別使也、主通行三気、経歴於五藏六府。原者、三焦
> 之尊號也、故所止輒為原。五藏六府之有病者、皆取其原也。」
> （三焦のゆくところの兪を原となすは何ぞや。然るなり。臍下腎間
> の動気は、人の生命なり、十二経の根本なり、ゆえに名付けて原と
> いう。
> 三焦は原気の別使なり。三気を通行し、五臓六腑を経歴することを
> 主さどる。原は三焦の尊号なり。故に止まるところをすなわち原と
> なす。五臓六腑の病ある者は皆その原を取るなり。）

　元気論によって、三焦のおおもとが元気の元である、というようなことを言っています。

　要するに、最終的には「五臓六腑の病ある者はこれを取れ」と。というふうに、『難経』は重ねていくわけです。

（2）背部兪穴との関わりについて

　こういうことからすると、『霊枢』、『難経』の原穴についての意味づけは五臓六腑の異常を観察するところ、そしてそれを治療するところという点では一致しているわけです。我々もそのように受け止めているわけですが、しかし背部兪穴と原穴の問題は、両方とも五臓六腑の反応を示すけれども、どちらかというと背部兪穴の方はまことに五臓六腑そのままの反応を示すことが多く、原穴の方は五臓六腑とそれに関わる経絡の反応を示すことが多いと考えます。

　五臓六腑を幹とすれば経絡は枝葉です。喩えれば、幹の部分は兪穴が主となり、経絡を中心として見た場合は原穴の方が主となる、という考

— 14 —

え方が北辰会にあります。しかし、これも絶対的なものではなく、相対的なものです。

　足の陽明胃経の末梢の厲兌を打撲捻挫したとします。一般的には、打撲捻挫した場合には気滞血瘀になりますが、気滞のレベルで簡単な経絡経筋の異常ということであれば、いろいろな治し方があります。四末の当該原穴衝陽穴を使ってもいいし、背部兪穴の脾兪や胃兪の反応、特にこの一行あたりに出て来るのを、毫鍼で熱を取るような処置をしますと、取れることもあります。

　こういう点から見ても、経絡経筋の病であっても背部兪穴及びその周辺を使って治す場合もあるし、末梢の原穴を使って治す場合もあります。

　一応、原穴は五臓六腑の病を治療する場合取ると述べているわけですが、背部兪穴で治療する経絡経筋病もあるということなのです。それは相対的なものだと考えています。

　どちらでどう決めるかということになると、北辰会では、背部兪穴の方は五臓六腑の反応としてとらえ、そのような治療を考えています。また、原穴の方が、それに関わる経絡経筋の病を治す中心と考えています。

　脾兪・胃兪の反応があれば、太白、公孫などといったところに反応がほぼ一致して出ます。

　たとえば、右の背部兪穴に反応が出るとするとだいたい右の原穴、左の背部兪穴に反応が出るとしたら左の原穴というふうに、大体ほぼ一致します。しかし、背部兪穴の右側に反応があって、原穴では左という場合もあります。

　原穴と背部兪穴は当然関連があるということを今述べたのですが、たとえばその人が左利きだった場合に、当然左側の足が発達します。その逆もあるわけです。また、仕事や運動の加減によって、足の筋肉の発達、穴の周辺にある筋肉の発達が変化します。すると、ねじれ現象が起き、たとえば右の脾兪に反応があるのに、左の太白に虚の反応が出てくる、

というようなことは多々見られる現象です。それでも、おおよそ右左は一致します。そのあたりも考慮しながら、原穴の観察をすることが必要です。

（3）原穴診の取り方

　原穴をどのように取るのかというと、北辰会では原穴は虚の反応を取っています。そのように学会でも発表しています。

　では、なぜ原穴は虚の方を中心に診るのでしょうか。それは、初心者でも非常に取りやすいからなのです。

　背部兪穴の場合は、形態学上から見て、特に骨盤から上の大腸兪、膈兪、その上の肺兪や膏肓あたりまでは、ほぼ、一面に脊柱起立筋によって平均化された層があるわけです。すると、穴の反応も、たとえば肺兪と心兪のどちらに反応が出ているかということで、相対的に虚実がはっきりしてきます。

　ところが原穴の場合は穴が四肢末梢ですから、筋肉の発達もデリケートであり、違いがよりはっきりしにくい面があります。しかしそれでも虚実を見る方法はあるかないかというと、あります。あるのですが、それを強調すると難しくなるので、一応虚実は、虚の方の反応をもって相対する実との左右差の大きい部分を臓腑経絡の異常としています。

　合谷の反応をみる場合は、手の感覚を鋭くしなければなりません。一つは手掌の労宮から、あるいは手の一番末端の敏感な部分でもって、ちょっと合谷穴から手を離して反応を見ます。（図1）

　このようなことでわかるのです

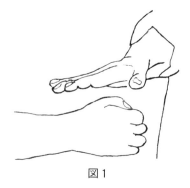

図1

が、これをあまり強調すると一般化しにくいということで、我々は相対的な虚の問題を取り上げて来たということを理解していただきたいと思います。

　今述べたように、臓腑の問題なら簡単に背部兪穴で取れるということで行って来たわけです。

　原穴診はまず初心者、あるいは中級程度までは

①左右の虚の側、どう出ているか

②そして相対する実の側とどの程度差異があるか

③極端に左右差がある方が突出した臓腑経絡の異常であると考える

　ここまでは正しいわけです。

　まず、今までの体表観察が基本にあること、次の段階としては指の感覚をよくして、実の反応を認識できるようになることが大切です。

　たとえば麻黄湯証の場合、合谷が一番実を起こしていることが判断つくかどうかです。と言うのは、麻黄湯証の場合は、合谷、腕骨、その他のツボを比べると、明らかに合谷に実の反応が出ています。

　このような意味では、『霊枢』や『難経』で、五臓六腑に病があると必ず原穴に反応が出てくる、そして原穴が主治するというのは正しいのです。

　ただし、今まで北辰会では中村順一氏（初代関東支部長）も述べていたように、皆がわかりやすい医学をつくろうということが基本にあったために、相対的に虚の側を中心に調べてきました。

　しかし現在、このようなことを皆さんにわかっていただいた上で、次のレベル、本来の原穴診というものがどういうものかということを理解していただきたい、というのが私の考え方です。

　まず、今まで通りの基本を踏まえた上で、今私の言うように手の感覚がよくなってきたら、少しずつ、これは熱感があるのか冷えの感覚があるのかと診てください。（この熱感冷感、殊に冷感は必ずしも寒熱の寒に比例するものではない。）一般に、原穴で熱の感覚があるものは実の方で

す。相対的に、腕骨より合谷の方に熱があれば、合谷の方が実を起こしているはずです。ですから、基本をまず踏まえてください。

　これからの北辰会がさらに素晴らしい医学を構築するならば、原穴診は殻から脱皮して、次のもっと立体的な原穴診を理解できなければいけないし、そのような緻密な観察もできなければいけないと思います。

　発汗の問題では、発汗は虚の側に出やすいと言えます。

　つまり、左右の合谷を診て、左右の腕骨を診たら、合谷の方が腕骨より発汗が両方とも多いということであれば、腕骨の方が相対的に実であるし、合谷の方が相対的に虚であるということです。手の太陽小腸（腕骨）と手の陽明大腸（合谷）と比べたら、そういうことになるということは真実なのです。

　しかし、基本の部分ができない状態では実行しないでください。

　すぐに「自分はできた」と錯覚を起こす方がいますが、そうではありません。私が30年かかってつくりあげ、理論を追求し、実践し、現在、ここまで来たのです。ただし、何度も述べるように、これからの北辰会が素晴らしい医学になるためには、診断、治療は慎重に行わなければなりません。そういう念頭の下に、皆さんに一つの目標を示しているのです。ですから、基本をまず徹底的に踏まえることから始まって、次に進んでください。

2 胃の気の脈診

（1）胃の気の脈診の意義

　次は、胃の気の脈診の問題です。

我々は、胃の気の脈診ということを主張してきました。

　北辰会は六部定位診から脱皮しさまざまなことを行ってきましたが、まず脈診が従来から言われているような診断として本当に妥当かどうかということを疑義しました。脈診を行うことの臨床的意義は一体どこにあるのだろう、と考えたわけです。そして、古典を調べ研究していくうちに、結局胃の気の微妙な動きを察知するところに脈診の意義がある、というふうに我々は理解しました。この理念の下に、胃の気の脈診というものを実践によって編み出してきたわけです。

　ついこの間、中村順一先生は亡くなりましたが、最後まで脈が動きました。鍼が効くか効かないかを示していたのです。脈がよくなるということは、病気が治る治らないということとは、また別なことです。

　胃の気の脈診は、その時点での脈、すなわち胃の気が少しでも増したか増してないかということを判定するには、とてもすばらしいやり方です。そのため、鍼治療した後で脈がよくなるかよくならないかということは、その治療が正しかったか正しくなかったか、そして正しかったとしたらどの程度効いたかという判定に十分用いられるわけです。

　これが胃の気の脈診の理念的な骨子です。

（詳しくは『改定増補版 胃の気の脈診』（藤本蓮風著 森ノ宮医療学園出版部）を参照下さい。）

（2）浮・沈・遅・数・細・大の脈状を考慮

　同時に我々は脈の浮沈、遅数、細大といった脈状を中心に、さらに胃の気の脈診を前進させたいと思っております。濇脈は滑脈に相対するものであり、脈状が出れば当然挙げるべきものです。

　まず浮沈の問題は、ご存じのように、外感病の場合は病位、つまり病

の位置が浅いか深いかを決めるために非常に重要な意味を持ちます。もちろん絶対的なものではありません。外感病では、その人の態勢、つまり陽気が不足しているとか、外邪が表に入ってきてもその邪気が大したものでなければそれほど脉は浮きません。外邪に抵抗する必要ないからです。しかし、一応外邪がある場合というのは、脉の浮沈ということが非常に重要です。この部分はカルテにもきっちりと記載していただきたいと思います。

　また、重篤な病になると生気がだんだん漏れてきます。あるいは、陽気が外に逃げようとします。こういった場合も脉が浮いてきます。病が重篤であればあるほど、この浮沈の問題もやはり意識して記載されないといけません。正確な観察が必要になると思います。

　さらに、外邪の病位、生気がどの程度まで弱っているかということも浮沈によってある程度示すため、記載は必要だということを強調しておきます。

　次に脉の遅数ですが、これは『胃の気の脉診』の中でも言っているように、「数脉、くれぐれも恐るべし」です。治療していて順調に見えたものが、急に数脉を打ち出した場合は必ず何か起こります。これをおろそかにしてはなりません。なにか急激な異変が起っているはずなのです。うっかりすると、病を防げるのに防げなかったということが起きます。治そうとしても治らない場合は、やはり重篤な病にかかっている可能性があり、それ相応の処置が必要なのです。

　ところが、逆に遅脉を示す場合があります。繰り返し『胃の気の脉診』で言うように、遅数というのは絶対寒熱だけと単純に割り切ってはいけません。これは何度も述べます。寒熱ではなく、むしろ胃の気の流れが逼迫していることを示しています。遅脉の場合は、もちろん冷えもありますが、いわゆる胃の気が少し停滞して来ているという場合もあるのです。急に三至半であったものが、二至になったり一至半になったりするのは、何か大きな異変が起きている証拠です。

— 20 —

しかし、一般的に内科的な疾患の病では重くなればなるほど、数脈になるものがほとんどです。ですから、重篤な病を診る場合は、一息何至打つかということを、絶対記録しなければいけないと私は思っています。遅数という問題は非常に重要です。

　さらに、脈が太いか細いかの問題です。これも重要です。一般に脈が細ということになると、正気の弱りです。特に血虚、陰虚などの場合に、脈が細くなる傾向があります。また脈が大きくなるということは、傷寒病の場合には病が進展する場合が多いのです。これは『傷寒論』に出てきます。実は、『素問』脈要精微論の中にある話を『傷寒論』で実践を踏まえて、展開しているのです。

　外感病で、今まで落ちついていた脈が急に大きくなったと言ったら、これは病が深く入って、異常に邪気がひどくなったことを示すことが多いのです。病の進展を示す場合が多いので、この部分も一つ考慮に入れて、しっかり観察してカルテに記載する必要があります。

　脈状については二十四脈あります。そこまで診分けなくても、私の『胃の気の脈診』で述べているように、張介賓、景岳の十六脈ぐらいは診わけなくてはいけません。後藤艮山（1659-1733）あたりは脈をそんなに細かく診なくても、八つも診られれば十分だと言っていますが、そうではないと思います。くわしく診られれば、脈診は脈診でまたなかなかの妙なる味があるものです。脈診の腕は、上手もきりがないし、下手もまたきりがありません。ですから、脈診を一度徹底的にやってみると、さまざまなことが学べると思います。

　30年間、相当いろいろな患者を診ていますが、たまにはわからない脈があります。わからない脈があると、父に診てもらったりします。そうして、自分がどの程度診ているかということを試すのです。父も厳しくこちらを見ています。親子ではなく、厳しい、道を闘う同士なのです。お互い、ごまかしがききません。もし至らなければ、親父もこちらをバサッと切ります。これは腕の差なのです。

— 21 —

武術のちょうど真剣勝負と一緒で、親子だろうが弟子だろうが関係はありません。間違っていたら、師匠でも叩き切っていいのです。ただし、下手すると切られるのでご注意を。ここは慎重にしないといけませんが、とりあえず真実が本当なのです。師匠でも何でも関係ありません。これは覚えておいてください。未だにわからない脉もあります。これも真実です。

　皆さんはさまざまな脉診を試してください。

たとえば先ほどの濇脉です。一般に北辰会では寸位は上焦の問題、尺位は下焦の問題とみています。その逆もあるのですが、一般論としてはそういうことが言えます。

　このように、どの位置にどのような脉が打っているか、ということも大事です。

　私などが一番左右差をよく見つけるのは、腰部捻挫のはっきりしたものです。それは左右にはっきり出るからです。あるいは痔疾患です。中央部に出てきたものは難しいのですが、疣痔が右へはっきり傾いたり、左に傾いたりしている場合、キチッと脉診すると、尺位の脉診で、右側だ、左側だと大体当たります。

　このようなことも含めて、難しい勉強だと思うと疲れるので、とにかく楽しんで学んでください。どんな患者でも、脉をていねいに診てください。まず何脉かたとえば、脉の位置浅深なら浮沈。あるいは脉の流れであれば滑濇というように。ということを設定してから診ると、脉診の勉強になると思います。また、互いに脉診を研究する場合も、ある意味では遊び感覚でしてください。そうでないと疲れます。仕事とか勉強だけでは疲れてしまうので、毎日楽しく、脉診なら脉診を追求してください。

― 22 ―

（3）皮膚の滑渋と乾湿

次は、皮膚の滑渋と乾湿の問題です。

皮膚がガサガサしているか、なめらかか、それから乾燥しているか、湿気ているかという問題は、意外にさまざまな病状を示す場合があります。

この皮膚の滑渋というのは、一般に津液が皮毛をどの程度、潤しているかということを直接肌で診ているわけです。いわゆるガサガサ肌は、瘀血などさまざまな状態を示す場合があります。

乾湿は、乾ききっているのか湿気が多いのかを診るものです。

たとえば桂枝湯証の場合だと、太淵がべとっとぬれています。よく観察しているとわかるように、雨が近づくと、独特の湿気を表す緩脈になります。人間の体も必ず自然界と呼応していますから、皮膚の太淵の部分が非常に湿気てくるのです。

このようなことがわかってくると、さまざまな患者さんを診ているうちに、「あ、今日は雨だな」と思うと、それが大体当たるのです。人間の体が異変を起こす場合は、自然界の影響を受けることが非常に大きいため、このような事も大事だと思います。

（平成 9 年 1 月本部会にて）

3 気色診

（1）気色診の意義

病が、順か逆かという問題の場合に、気色診は非常に大きなウエイトを占める診断術です。病になると、気色の表われている部分が顔面の正中線の一部の範囲だったのが大きくなります。関東支部の会員が中村順

一氏を一生懸命治療してくれたのですが、私が診ているうちに、気色がどんどん広がっていきました。結局ここぞという最終的診断は、脉、気色、舌診しかありません。極端に言えば、西洋医学の数値が何を示そうと関係ないのです。

気色が広がるということはやはり非常によくありません。気色というのは、下から上へ上がっていくもの

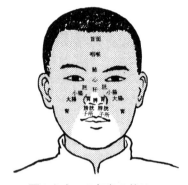

下から上への気色の抜け

図2

（図2）は、ほとんどが逆です。また、気色がちょっとした治療とか療養によって変化するものは順です。

女性の方々は自分の顔を毎日飽きるほど見ていることでしょう。そのため、生理前と生理中と生理後に、鼻（迎香）のあたりに変化があることを気づいていると思います。これはご存じのように、生理前になってくると当然下焦の働きがある意味で活発化し、平生の生理的現象からみると異常が起こっているからです。すると、鼻孔の周辺がまず白く抜けて、しかも鼻翼の近くは逆に赤くなります。人によってはその辺りから、にきび状のブツブツができてくることでしょう。これはおそらく、生理が起こることで熱が吹き出した状態を示すと思います。

こういったことは、少し観察すればよくわかるようになってきます。

たとえばお酒を飲んで、その時に気色はどう変わるか観察します。気色の広がり、色からいうと、白く抜けるのは一応いいとしても、青く抜ける、それから青黒くなるものはかなり悪いということです。その他、赤とか黄色とかあるけれど、これは熱を示したり、湿邪を示します。

気色診は、胃の気に関わる非常に重要な項目なのです。特に重症の患者が急変する場合、あるいは突発的に起こった病がどの程度のものか、

その病は順か逆かなどを診るのに非常に優れた診法です。気色であって色ではありませんから、光が当たり過ぎるとかえって診えません。薄暗いところにわずかに顔面に現れる色を観察するものです。この気色診は北辰会では一応『霊枢』五色篇の論を根拠としています。（図3）

　気色診にはもう一つあるのです。

　『素問』五臓生成論、『素問』刺熱論に、人間の顔を左右上下、易の顔面の臓腑配当に合わせて、上を心、下は腎、左は肝、右は肺というような配当をする場合もあります。

　しかしながら面白いことに、このような気色論の中で、『霊枢』五色篇のみがずっと歴代の医学者によって継承されてきました。一方、『素問』刺熱論の説はあまり取り上げられませんでした。これは何を示すかというと、よいものは残っていくけれども、役に立たない、臨床に展開できないものは省かれていくという伝統の法則性を示しているわけです。そういう意味で、我々は『霊枢』の五色篇を使っていきます。これは明代の大名人、張介賓も勧める気色診です。

　『霊枢』五色篇では、顴髎のあたりで腎を診ますが、北辰会では人中かその周辺で腎、あるいは口の周り全体を腎と診ています。

　そのため、女性で口唇の周囲ににきび様のものが出て来ている場合は下焦に熱があると診ます。あるいは人中を中心に両鼻翼とその真ん中当たりの色が青白く抜けていて、局部的に鼻翼の周辺が赤くなるタイプは、女性の月経を示します。この現象が起こるのは、月経の起こる半日から二日前ぐらいからで、かなり顕著に出てきます。そして脈診では、左右の関尺、特に左の関尺が右の関尺より大きくなってきた場合、間違いなく生理がきます。このようなことを利用すると、妊娠の状態や妊娠がうまくいっているかどうかというようなこともわかります。

（2）腠　理

　皮膚のきめの細やかさの問題です。肝鬱できめの細かい方は非常にデリケートな鍼でないと大体嫌がります。こういう人は、几帳面で、仕事をやれと言われると、やりすぎてくたびれるタイプです。肝鬱があるわりに毛穴が広い人、大きい人は神経質といってもあまり大したことはありません。一晩寝たら大体忘れているとか、半日もたたないのに一切忘れたとか、神経質なわりに意外と楽天的な面があります。

　このように肝鬱のレベルと毛穴の緻密さ大きさによって、性格や病気の病み方までわかるのです。

　だからといって電車に乗った時、女性の皮膚の色ばかり見てにらまれないようにしてください。ちらちらと見ればいいのです。年とっても毛穴の非常に細かい人、若いのに荒い人、さまざまです。また、脂ののった人と脂の抜けた人。このようなことは、気色に非常に重要な意味を持つので、よく観察してください。

　腠理で重要なのは、毛穴が広いか緻密なのかという問題です。毛穴が非常に細かい肝鬱の人は、実に治しにくい肝鬱証です。

　北辰会ではよく肝鬱気滞という言葉を使いますが、この中にざっと挙げても７種類ぐらいあります。それに相応して取穴などの対処の仕方がありますが、大まかにみな肝鬱気滞と言っています

　この中の一である、腠理が非常にきめの細かい肝鬱はやっかいです。若い時にきれいな肌でも肝鬱の患者は歳をとって来ると、しみそばかすが増えてきます。特に女性で、非常にきめ細かくて肝鬱傾向の人は、必ずしみ、そばかすが出ると思っていてください。ほぼ間違いありません。

　また、このような方は鍼の反応に非常に敏感なので、それに合わせて治療の加減をしないといけないという問題が生じます。さらに、肝鬱できめが細かくて、気虚を伴っている患者であれば、非常に治療がしにく

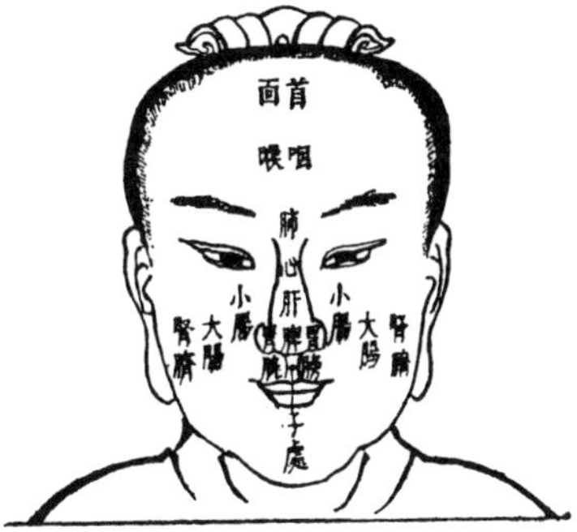

庭者首面也、闕上者咽喉也、闕中者肺也、下极者心也、直下者肝也、肝左者胆也、下者脾也、方上者胃也、中央者大腸也、挟大腸者腎也、当腎者臍也、面王以上者小腸也、面王以下者膀胱子处也。男子色在于面王、为小腹痛、下为卵痛、其圜直为茎痛。在女子为膀胱子处之病、散为痛、搏为聚。

図３　　臓腑色見面部図

くなってきます。

たとえば一般の肝鬱には、百会や内関などを使うと、うまくいきますが、気虚などを合わせて持っている肝鬱の患者は、非常に悪い反応を起こす場合があります。

気虚の強い患者に百会とか内関を瀉すと心臓発作を起こすことがあります。急性の危険な状況に陥らせるのはそう難しいことではないのです。これは心得ておいていただきたいと思います。よく効きますが、その分、気をつけなければいけません。百会、内関という平凡なツボが、恐ろしい働きを示します。

腠理が密であるかどうか、これは非常に重要です。

また逆に腠理が全体に開いている患者は、感覚が鈍い場合が多いのです。すべてがそうとは言えませんが、そういう傾向があると言えます。

五臓六腑の気色のある部分だけ、たとえば脾と胃のあたりだけの毛穴が開いているということであれば、その部分に精気の弱りがあると診て取るべきです。

女性であれば気づいていると思いますが、睡眠不足をした翌朝は必ず

化粧ののりが悪いことでしょう。化粧ののりのどこが悪いのか、その場所を研究してください。のりの悪い場所が気色の現れる場所であり、その場所こそが毛穴が開いている場所です。こういったことも参考になると思います。

また、お酒を飲んだときは、状況によって気色が抜けやすくなるので、気色の研究ができます。よほど健康であれば、真っ赤になるだけですが、悲壮な顔している人はほとんど気色が抜けますから、そういう人は自分の顔で勉強できます。

あるいはお風呂に入って見るのもいいです。本当に健康ですと、全体がピンク色になりますが、どこか異常があるとその部分だけ青白く抜けたり、黒く抜けたり、その他、いろいろな抜け方をいたします。よく見つめていると、黄色く抜ける部分もあります。

その他、いろいろありますが、とりあえず腠理の問題を気色診の中で重要なものとして位置づけていただきたいと思います。

（3）丘疹

次に丘疹です。

肺と心の間にボコッと盛り上がっている丘疹は、心に内熱が起こっている場合がほとんどです。丘疹が出る前に、最初から赤く気色が抜けているはずです。そしてやがてそれが盛り上がって、丘疹をつくります。そういうものが出るということは、内熱が籠もっているということを示します。ひどい場合には、潰瘍を起こしたり、おできになったりします。鼻の先に面疔のように大きな丘疹ができる人がいますが、あれもお腹にものすごい熱を持っているためです。

丘疹の大きさ、出方にはさまざまありますが、明らかに熱によるものです。熱の状況がはっきりわかると言えると思います。

大体どの場所にも出ますが、丘疹のとりわけよく出る場所は、肺とか

心、それから肝胆の部位です。肝胆が青白く抜けるのはよくご存じでしょう。しかし人によっては肝胆でも特に右の胆の部位に丘疹が出やすいのです。次に鼻翼の部分、胃あるいは脾の部分です。鼻の下（子宮）に出てくるのは大体女性が生理の問題、それからおりものがある場合に出てきます。これが上に出る場合と下に出る場合では臨床的な意味が違うようです。下を中心に出てくるものは下焦全般を意味していて腎ですが、人中を中心に出てくる場合は生殖器関係の病が多いということがわかっています。

　気色の場合、腠理と丘疹の問題に目を向けて観察すると、新たな弁証のよい材料になってきます。

　20歳過ぎたら、にきびとは絶対に言いません。吹き出物です。たとえば髭剃り跡にばかりに出るのであれば、下焦に必ず熱があります。あるいは、頬骨の辺りに出るのであれば、腎とか三焦に問題がある場合があります。いつも鼻柱ばかり赤くなってくる、ブツブツができるようならば、酒の飲み過ぎか、あるいはキムチばっかり食べて熱を多く脾胃に籠もらしていることがあります。

　丘疹の状況も大事なのですが、その位置が非常に重要です。どこに出ているのか。全体にまんべんなくではなく、ある部分にしか出ないということになると、関連する臓腑に問題があります。こういったことを一つ注意して観察してください。

　一般に丘疹は赤く腫れるのが多いのですが、これは熱を示します。ある程度腎に熱があるなということで腎の治療をしていたら、丘疹が顎・口唇の下にぱっと出て来ることがあります。これは悪化かというと、違うのです。潜んでいたものが出て来たのです。この場合、出てくる前によく観察すると、一部気色の抜けた中に、やはり赤い、または赤くまた抜けるという形で出てきているのが多いのです。このような点を注意して見落とさず、よい鑑識眼を自分で養っていただきたいと思います。

　このようなことを緻密にやっていくと、私が難病治療リストなどに挙

— 29 —

げているあっと驚くような病気でも、扱えるようになります。そのためには、やはり相当努力しなければいけません。その努力も遊び感覚でする、遊びの中でやってしまうのが秘訣です。

皆さん方は私が教えなかった医学法則を発見するかもしれません。そのような際はぜひ教えてください。私でもわからないことはたくさんあります。この顔面の皮膚の観察だけでも大変な学問だと、私は思っています。

気色の問題、この部分にはまだまだ様々な問題があるということをつけ加えておきます。

4 腹 診

次に腹診の問題です。

（1）夢分流

ご存じのように、北辰会では夢分流腹診を中心にやっています。今や夢分流の腹診は、北辰会にとって不可欠なものですが、同時に夢分流の臓腑配当（図4、図5）も一定の限界があるということがわかって来ました。

臍の周辺が、いわゆる肝鬱による気滞を示すことが非常に多いことなどを我々も指摘しました。このように一定の発展は見せているわけなの

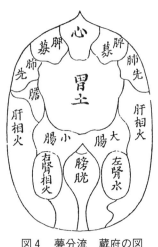

図4　夢分流　蔵府の図

弁証における北辰会方式の幾つかの問題点

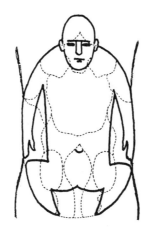

図5　夢分流　人体の相関図

です。
　又、その発展の背後には日本の古流派の持つ様々な腹診の良い点を踏まえているわけです。

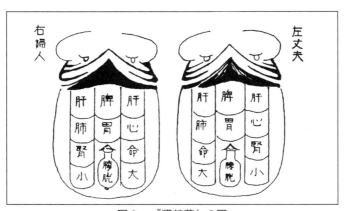

図6　『獲麟籍』の図

　図6、これは『獲麟籍』という日本古流派の一つの腹診論です。

— 31 —

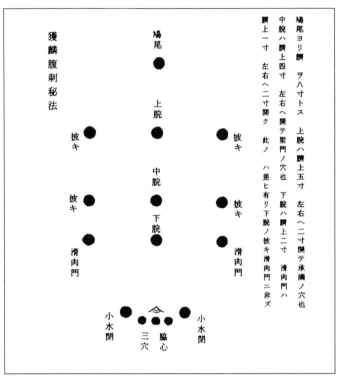

図7　『獲麟藉』穴の図

　図7『獲麟籍』の穴には、鳩尾、上脘、梁門、滑肉門などが出ています。

　夢分流ではおおよそ心下、両脾募、それから胃土と言っていますが、『獲麟籍』ではかなり細かく、全体としては面で診断治療をしています。

（2）面と点

　次に面と点の問題ですが、北辰会は、腹診は夢分流から入ってきているために、まず面をみます。しかし、最終的にはやはり点をみるのです。たとえば脾募に邪がある場合、不容のどのあたりに打鍼するのか。不容

弁証における北辰会方式の幾つかの問題点

を中心とする場所でも、かなり上にあったり下にあったり、それから肋骨弓の上に出たり下に出たりとさまざまです。

　また、その穴の反応がどの程度の広がりをみせているか、判断することは非常に重要です。特に逆証に近いものを扱っていく場合、どの程度それが広がっていくかをしっかり診てください。

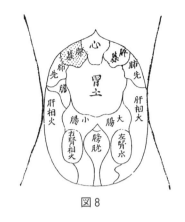

図8

　重篤な疾患の場合、子宮癌から胃癌に転移した治療がうまくいった例。最初診た時には濇脈を打っていて、右の脾募のあたりがものすごく冷えていました（図8）。ひんやりと冷えがちょうど手のひらを広げた範囲くらいに広がっていて、穴をずっと見ていくと、不容が広がっていました。ところが最近治療が効果上げて、もう本当に癌の症状などどこにあったのかなというぐらい良くなると、脾募の反応が消えているわけです。このことは、体表に内にある臓腑の働きが的確に反映していることを示しています。ですから一つ一つ丹念に診ていってください。丁寧に丁寧に診てください。

　なぜ丁寧に診るのかというと、我々の生体が変化するということが前提にあります。ただし長時間診るのが丁寧というのではありません。短時間でも丁寧に診る訓練をしなければいけません。長時間触りすぎると、生体が変化してしまい、結局わからなくなります。
生体は変わります。ちょっと手を触れただけでも変化します。だから、短時間の内によく診てください。なかなか難しいことと思います。結局何年もかかって修業をして、それがわかるようになるということでしょう。

　面から点へ、点の広がりによって、順逆がわかります。また、打鍼を

して、どのような反応を起こすかなどという観察が非常に重要になってきます。

お年寄りでそこそこ緊張している腹部は見やすいのですが、皺だらけで、くしゃくしゃになっている腹部の場合もあります。このような場合は、皺を伸ばして診ます。上腹部を診るのであれば、気海から丹田のあたりに手をおいて下に引っ張ります。そうすると上腹部が伸びます。伸びた状態で、どういう緊張があるかを調べます。

右がしわしわだったら左から引っ張ります。左を診る場合には今度は右から引っ張る、というようにします。

上手な技術、腕を持っている人は、わかりにくいものでも、わかりやすくするような術をもっています。

たとえば、日本の古書の中には、「脉がはっきりしない場合には、復溜に鍼を打ってやれ」というのがあります。復溜で脉をはっきり分かるようにするということは、陽気が不足している場合が多いのです。そういった場合に、復溜に鍼を打って、温補の鍼をすると、ぐっと脉が大きくなって来てはっきりしてきます。これも一つの術なのです。腹診で今述べたように皺くちゃだらけのお腹の場合は伸ばして診る、これも一つの術なのです。

日本においては非常に腹診術が発達したと言われていますが、その腹診術で名を挙げた医師に吉益東洞がいます。その吉益東洞一派の門人で稲葉文礼、和久田叔虎の著した『腹証奇覧』、『腹証奇覧翼』という本があります。

彼らは湯液家なのですが、医学史的には鍼灸の診断学から展開したと私は見当をつけています。鍼灸家の場合は点、すなわちツボの意識から展開して、それを面に持ってきます。そうしてそれをまた、最終的に点にまとめていく傾向があります。

この一つの事例として、面としてとらえないといけないのは『腹証奇

— 34 —

覧』です。

図9は猪苓湯の図です。完璧な面でとらえています。

「按之濡」按ずると弱い。

「左臍傍小結アリ按之即痛」左側に小結があって、これを押せば圧痛。

このようなところも実は点と面とが複雑に絡んでいます。

図10は小陥胸湯の図で、胸から上腹にかけて邪があることを示しています。

小陥胸湯は大陥胸湯とともに、病が浅いか深いかという点では非常に深い位置にあります。中焦から下焦にかけて邪があれば完璧な陽明の病、陽明経証、あるいは陽明腑実証を示します。特にこの陽明腑実の深さで位置が高くなると、小陥胸湯とか大陥胸湯のレベルになります。

このようなことを述べる背景には、次のような裏づけがあるからです。

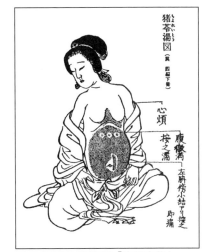

図9　猪苓湯『腹証奇覧』

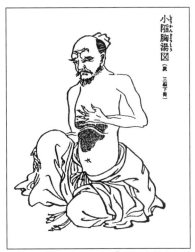

図10　小陥胸湯『腹証奇覧』

『傷寒論』というのは一見、六経、八綱陰陽だけで述べているように思えますが、実は、人間の体の体表からの浅さ深さ、上下の位置、前後左右の位置をも示しています。

たとえば葛根湯証であれば、脈が浮いて硬く、肩がよく凝る、首が凝る、という現象が起こってきます。これは足の太陽経の上部におけると

ころの後側です。前後から見ると、後ろに病が偏っているのが太陽経です。

　そして、それが一気に陽明の方に入っていきます。一般に、太陽・少陽・陽明だと言われていますが、私は太陽・陽明・少陽だと考えています。

　なぜなら、一つは臨床的にとらえるとそうなること、もう一つは、前後の関係から言って後側に出たらどうしても前に出なければいけないということがあるからです。そしてその位置は下がらなければいけません。これが陽明の位置なのです。つまり、後ろの上から出て、それが前に下がってくるのです。そして、それがさらに転化してくると、次は真横に出てきます。胸脇苦満といわれる位置がそれです。高さでいうと、陽明の位置より高く、太陽の位置より低いのです。

　実はこれが腹診の中に見事に現れてきます。特に腹診の場合は、前の部分だけで見ようとしています。すると、そこには病の前後はありません。しかし、左右と上下の位置関係を非常にはっきり示しています。

　温病学における営衛気血弁証、三焦弁証、『傷寒論』の六経弁証という全然別の概念のものさしを使っているのが現代の中医学の立場なのですが、この腹診の位置を悟れば、それがどのレベルにあるのか多少わかってきます。

　傷寒中風の病と、温病の病は、寒熱の病因の質が違いますが、浅いところから深いところへ、高いところから低いところへ病邪が及んでいくということは一緒なのです。そのため、この原理を悟るならば、腹診の位置の中で、上に出てきた場合は病が浅くて高い位置にあるということを意味します。そしてそれがだんだん深くなってくると、当然左右の胃、肝の位置に出てきます。

（3）日本鍼灸古流派

　日本鍼灸古流派を勉強すると、どうも腹部の重要穴を使っているのが特徴の一つのようです。今後、日本が世界の鍼灸の中で、リーダーシップをとる、あるいは特徴を持つということになると、お腹の鍼が特徴だと言ってよいと思います。その中で、現在北辰会では滑肉門と天枢と大巨を挙げていますが、さらにそれを吉田流やその他の流派の法則性を見いだして広げることも考えたいと思います。

　あるいは臨床によって裏づけられるのは、梁門、その上下にある関門、滑肉門です。それから滑肉門、天枢、大巨はもとより、水道、帰来ぐらいまでよく診ます。

　すると、不思議なことに、空間の上下左右を示すことが多いのです。つまり傷寒病と温病では、病の取り方が違うわけです。これは病の質が違うからで、前者は六経弁証であるし、後者は衛気営血、三焦弁証をするということになっています。

　これを統一する理論がこの中に内在していることを私は気づいております。

　すなわち病が浅ければ、ほとんどが梁門から滑肉門までの上に出てきます。

　これは、『傷寒論』であれば太陽病は、梁門から滑肉門、それから太陽と少陽の合病、あるいは併病は、滑肉門から天枢の中間あたりに出てくるのです。

　ついこの間、太陽と少陽の合病の患者さんが来院しました。診ると、表証もあるし、口がねばると言っていたので、その部分を鍼で打ったところ、すっと取れました。これは少陽病がすっと解けたということを示すのです。そして、さらに脈が浮いてきます。こういう法則性を使っていくと、今言う、梁門から滑肉門の間というのは、温病では衛分証で、ほとんどが衛分に属します。少し深くなってもせいぜい気分証ぐらいま

でが天枢です。

また、営分血分というのが、大巨か水道、帰来穴のあたりまでを示しています。

このように考えると、一つの土俵でものを言えなかった六経弁証と営衛気血、三焦弁証が、同じ土俵の上になり、病の深さがどの程度まで来ているかという診断が可能であることを暗示しているわけです。こういうことがわかってくると、私たちはもっともっと熱病を診ながら、そこにある法則が間違いないか確認できるはずです。

たとえば40℃の熱があると仮定した証があった場合に、それがどういう反応か、急性期だから、一般的にはそれは特に圧痛ででてきますが、それが臍より上であれば病が浅いとか、臍より下に出れば病が深いと考えられます。これで、おおよそのことはわかるのです。秘伝と言ってもいいでしょう。

ここでは、かつてから言ってきた夢分流の臓腑配当と、その使い方の意味を明らかにします。これは、病の難易度、特に急性、熱性病を治療する場合にどの程度のレベルのものがあるか、あるいは重症の患者さんの場合に、どの程度病が深くなっているか、というようなことを判じる大きな助けになります。

この間亡くなった中村順一氏のことを思い出すと非常に複雑な思いがありますが、彼を往診に行った時、私の見方で空間の位置を探ると、左下に入っていて、それも水道・帰来のあたりに邪がありました。このことは、病がずっと下の深いところに入って来たことを示しているのです。事実、そこへ鍼を一本打ってから帰りました。このように内臓の病で、どのレベルにあるかと

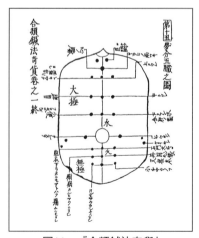

図11　『合類鍼法奇貨』

弁証における北辰会方式の幾つかの問題点

いうことを知る非常に重要な部分です。
　次に古流派の腹診の図を見てみましょう。まず『合類鍼法奇貨』（図11）の腹部の図です。
　『合類鍼法奇貨』は日本古流派の腹診の本なのですが、穴の位置が先ほどの『獲麟籍』と同様、だいたい陽明経の位置に配当されています。天枢、滑肉門、梁門、大巨（無極の穴）や水道などを使っている診断点、治療点が、見事に一致してきます。また伝統の奥深さを知らされます。
　次に吉田流を見てみましょう。
（図12、13）

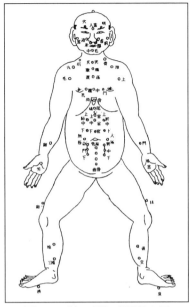

図12　（吉田流）琢周流の図

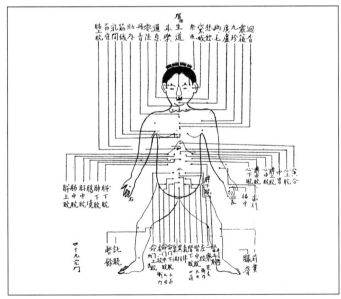

図13　『吉田流穴法』図

— 39 —

この吉田流の腹診図は、私のところで使っている吉田流ないしは匹地流の巻物などに描かれていた図なのです。
　全身各所に穴がありますが、特にお腹には、肺中脘、肝中脘、それから大極のツボ、腎上脘、腎中脘、腎下脘、命門上脘、命門中脘、命門下脘というように、胃経上に非常に重要なつぼを配置して診断治療していたことがわかります。
　このことは、先ほど述べた北辰会がずっと行ってきた夢分流のやり方、『獲麟籍』のやり方、吉田流ないしは匹地流のやり方が、まったく別の地域で、まったく違った人たちが、違った患者さんを対象にしながら臨床法則を追求した結果、ほとんど一致するということを示しています。すごいことです。臨床というものはこのようにして展開していき、伝統医学というものはこのようにして育くまれて我々に伝わるのです。非常に感動を覚えます。
　さて、具体的に穴を新たに書き改めますと、図14のようになります。

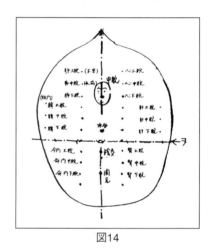
図14

　先ほど述べたように、脾上脘、脾中脘、脾下脘、肝上脘、肝中脘、肝下脘は脾経の位置です。これを胃経の位置に我々は使っています。滑肉門、天枢、大巨を中心にして、上下左右にツボの広がりをとらえれば、ほとんど読めます。心であり、肺であり、肝であり、腎であり、命門になっています。
　『獲麟籍』の図（図6）を見ても、臓腑の配当が多少違いますが、よく似たことを言っています。
　これはさまざまな地域で、さまざまな医者たちが、さまざまな患者を

扱って病気を治す中での腹部における臨床法則が、あまり変わらないということです。ここに我々は非常に心強い伝統の一致を知ることができます。

（4）空間・気滞・上下・深浅

図15は私の考えを、簡単に図に表したものです。この頭の部分は、本当は心下まで長いかもしれません。両肩に梁門、関門、太乙を配置して、最後は臍で、これを中心にして横にいき、足にいきます。これは五臓六腑そのものの状態を配置しています。

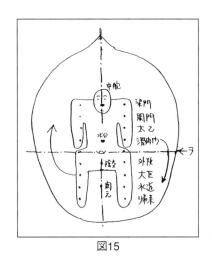

図15

さらに回転し、左上は左下に、右下は右上にという、時計の針の方向に回転しているという現実があります。これはさまざまなことを暗示しています。たとえば、左、五十肩は、左梁門、左滑肉門に異常が出やすいのです。

また、左半身にいつも問題があるという患者がいます。なぜ左なのでしょうか。それは、左の方に病の偏りがあるからです。怪我をする場合は必ず左側ばかりになります。思い当たる人はたくさんいることでしょう。それは、その人の体の気が右に傾いているために、左側が手薄になり、鈍くなっているのです。そのため何か起きた時に反射的反応が起こせず、その部分だけに怪我をすることになる訳です。左の足首を捻挫すると、また同じ場所の捻挫ばっかり起こすことになります。右には起こさず、しかも同じ位置なのです。

古流派とここに共通性があると考えます。

— 41 —

一つは人間の体の縮図を示している点です。縮図を示すということは、『傷寒論』で言えば、太陽、陽明、少陽、太陰、厥陰、少陰の三陰三陽の流れが、この腹部の図の中に入ってくるということです。これは温病における、営衛気血弁証、三焦弁証においても同じ原理で示されます。

　一般的な傷寒中風疾患は、だいたい左梁門〜左滑肉門あたりを中心に出てきます。梁門に出てくるものはかなり位置が高くて、治しやすいのです。同じ高い位置にあっても、意味が違うことがあります。

　先日、こういう患者がいました。風邪で、太陽と少陽の合病でした。太陽証もあるのだけれど、口が苦くてものが食べられませんでした。反応を調べると滑肉門から天枢にかけてありました。そのため、この中間の位置に八番鍼で横刺を行いました。数時間後に口の苦みがとれて、食事が摂れたということです。

　太陽と少陽の合病でも、この反応が上に偏っているか、下に偏っているかで、病の深さが全く違います。

　このような高低は、大体腹部の位置で調べられます。基本的には滑肉門を中心にしたものは、全部上焦にある病を示します。天枢を中心にしたものは中焦から少陽病を中心に示します。臍から下は、ほとんど陰証に入ってきて、大巨を中心にして下に出るのか、上の方に出てくるのかで深さの位置が違います。

　深さの位置や傾きは先ほど述べたように、陰陽の回転をします。すなわち、矢印の方向にそれぞれ回転して行こうとします。さらに陰陽が相対してきます。たとえば左の梁門と右の帰来は照応関係です。同じように右の梁門と左の帰来は照応関係です。右の天枢と左の天枢は照応関係です。後は推して知るべしです。

『吉田家腹診秘録』

このようなことを中心にして、傷寒中風を穴処によって診断する腹診術を編み出した人がいます。これは名古屋の中田美千夫君が『吉田家腹診秘録』の原本からのコピーして持って来てくれたものです。『吉田家腹診秘録』を始めから見ていきます。

腹診における重要位置を臍を中心として、点としてツボを表しています。つまり点を中心にして診る腹診術を編み出しています。これは先ほど述べた日本の古流鍼術の穴所と面白いことに、大体一致しています。つまり、湯液家も鍼灸家もまったく同一のレベルで診ているわけです。結局は気の偏り、あるいは気の偏在という形で皆同じように扱っているということがわかります。

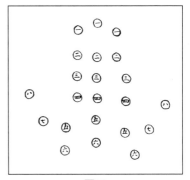
図16
吉田家腹診秘録　腹部の配穴図

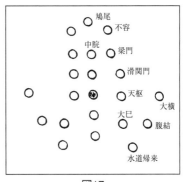
図17
（中央の神闕は神の字が読める）
（穴の名称は著者がこれを附した）

◇芍薬甘草湯

芍薬甘草湯の腹証は左の大巨、水道帰来あたりに邪が点としてあります。芍薬甘草湯というのは太陽病上篇に、太陽病の病が陰証に入った場合に、まず甘草乾姜湯を飲ませて、体が暖まって手足がひきつっているものは芍薬甘草湯を飲ませよ、という条文があります。結局、病が陰証に入っていることを示しているのです。

> 太陽病上篇二十九
> 傷寒脉浮、自汗出、小便數、心煩、微惡寒、脚攣急。反与桂枝湯、欲攻其表、此誤也。得之便厥、咽中乾、煩躁吐逆者、作甘草乾姜湯与之、以復其陽、若厥愈足温者、更作芍藥甘草湯与之、其脚即伸。
> ……

図18を見ると、私が先ほど述べた人形で、左右上下の位置関係を照応しながら診ているのがわかってきます。

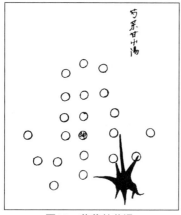
図18　芍藥甘草湯

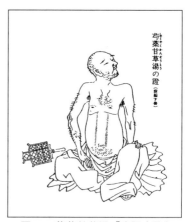
図19　芍藥甘草湯『腹証奇覧』

◇白虎湯

白虎湯証は陽明経証です。これは前項の芍藥甘草湯より少し位置が高くて、図20のようなところに点を置いています。これは面として診た場合（腹証奇覧）には、中脘を中心としたところに邪があります。しかし、これは点を中心として診ているのです。

まったく、別のことを言っているように見えますが、点を中心にしているものと、面を中心にしているのとでは、見方が変わることを示しています。

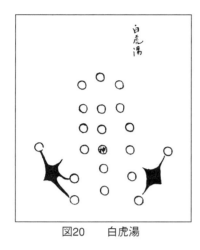
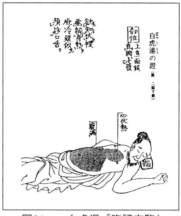

図20　白虎湯　　　　　図21　白虎湯『腹証奇覧』

◇乾姜黄連黄芩人参湯

　右の水道・帰来のあたりから、点を中心にしてあります。と同時に任脈の下脘、中脘あたりから右胃経上に流れています。また中脘あたりから鳩尾にかけて邪が上を衝いています。点を中心にして見た腹診です。

　これは先ほどの腹診図で言うと、少し位置が高いことを示しています。

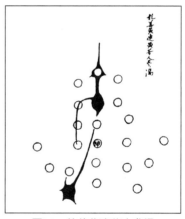

図22　乾姜黄連芩人参湯

◇白虎加人参湯

　前述の白虎湯の図（図20）と比べてみてください。大体同じ位置ですが、面白いことに邪は左右均等ではありません。左側の邪が大きくて、右が小さいのが白虎加人参湯で、白虎湯とは違っています。

陽明経証、白虎湯証というのは発汗が非常に強くて、だんだん陽明腑実の方向に向かっているレベルなのです。

白虎加人参湯証というのは陽明経証であっても、汗がどんどん出るために裏熱と表寒が相対すると捉えられ、また、もう一つは発汗過多によって衛気が弱ったために背部に少し悪寒を感じてくるとも捉えられます。どちらも瀉法を用いるけれども、白虎加人参湯の場合は正気を補いながら行うということです。

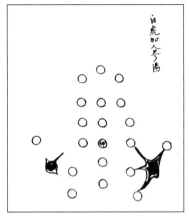

図23　白虎加人参湯

中医学では、白虎加人参湯の場合は汗がたくさん出るから、津液を補うために補気生津液という考え方で使っています。

いずれにしても白虎湯は全くの瀉法、白虎加人参湯は少し補法を加えたもので、それらが図23のように腹部に邪が出るということを示しています。

◇小建中湯

小建中湯の場合は、左の水道、帰来のあたりを中心にして、腹中拘攣つまり筋がこわばっていることを示しています。そして任脈上に図24のように反応があって、上と下に気が偏っているということを示します。

小建中湯は桂枝湯の中の芍薬を倍増して、膠飴、水飴を加えた、いわゆる、脾気を高めるための処方です。日本漢方では、体の弱い子どもや体質の弱いものに使います。

実はそれには次のような意味があります。病が深いものと、位置が低いものと高いものが合流して、全体として脾胃の弱りということを示す重要な腹診と私は考えております。

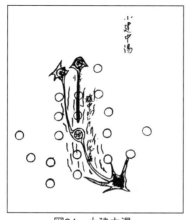
図24　小建中湯

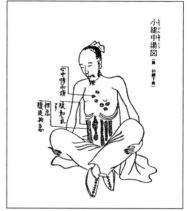
図25　小建中湯『腹証奇覧』

- 桂枝湯……桂枝、白芍、炙甘草、生姜、大棗
  解表発表、調和営衛
  風寒表証（表寒虚証）
- 小建中湯…白芍、桂枝、炙甘草、生姜、大棗、膠飴
  温中補虚、和裏緩急
  中焦虚寒、脾虚肝乗

◇桂枝加大黄湯

（省略）

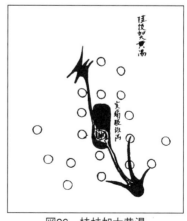
図26　桂枝加大黄湯

◇桂枝加芍薬湯

　芍薬甘草湯は左下腹部の大巨、水道あたりが中心でしたが、桂枝加芍薬湯は右の承満から梁門にいたるまでの邪と重なっています。そのため、滑肉門を中心にして上に出てくるものは、大体病位が上であってしかも浅い位置にあることを示しています。

　日本漢方では、大体右の上腹部に桂枝湯証などが出てくると言っていますが、私は現代人は逆に左の方に出やすいとみています。左右の違いはありますが、ほとんど同じです。

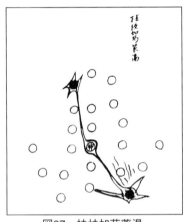

図27　桂枝加芍薬湯

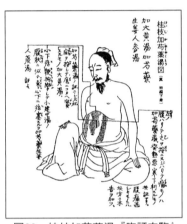

図28　桂枝加芍薬湯『腹証奇覧』

　『腹証奇覧』の桂枝湯証にも同様の図が描かれています。

　前述の芍薬甘草湯は左下腹部を中心にしていますが、桂枝加芍薬湯は右上腹部が中心で左下腹部にも及ぶということを示しています。しかも神闕とも関係があります。おそらく、動悸があったり、緊張があったりすることを示しているのだと考えられます。

◇桂枝湯

『腹証奇覧』あるいは『腹証奇覧翼』によると、一般的に右の上腹部だけが描かれています。ところがこの著者は面白いことに、必ず左の上腹部も入れています。そのため桂枝、芍薬の用法は、見事に腹診の中に表れているのです。

全体としては、病が上にあるということを示しています。

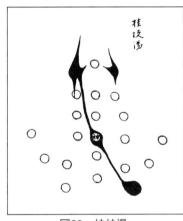

図29　桂枝湯

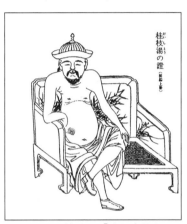

図30　桂枝湯『腹証奇覧』

◇葛根湯

前述の桂枝湯の図よりもう一つ上の位置に置いています。桂枝湯（図29）は、腹部の右上から左下につながっていますが、葛根湯はもう一つ上になっています。このようなことを考えると、同じ太陽病でも麻黄湯、葛根湯、桂枝二麻黄一湯、桂麻各半湯は皆、位置が違うことがわかります。

このように位置を体表の肌肉、筋骨のレベルで（五体五臓論）解いたのが京都の江部洋一郎さんです。

腹診で言うと、同じ太陽証の位置でも、上腹部を中心とする葛根湯の

位置は高くなるのです。

　このようなことがわからないと、風邪を引いて同じ40度の熱が出た場合に、「1時間後に熱が下がりますよ」、あるいは「1日半かかったら熱が下がりますよ」と言えません。

　私は方向付けを述べますから、あとは研究してください。中医学でもまだ論じていないことです。

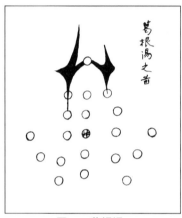

図31　葛根湯

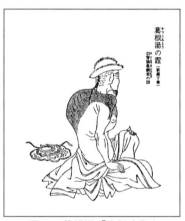

図32　葛根湯『腹証奇覧』

◇麻黄湯

　葛根湯（図31）と麻黄湯（図33）を比べてみます。よく似た図ですが、麻黄湯は邪としては強くありません。任脈と重なる部分が葛根湯は強く、麻黄湯はそうではありません。

　麻黄湯証は太陽表寒実ですが、江部流に言うと、皮の部分にあります。ところが、葛根湯は方剤の薬物から

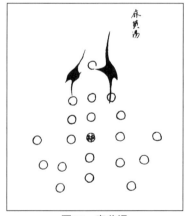

図33　麻黄湯

弁証における北辰会方式の幾つかの問題点

みると、桂枝湯の薬物とかなり重なっています。すると、麻黄湯が一番高くて軽く、葛根湯になるとちょっと深く重くなっています。同じ太陽の位置でも、同じ太陽の表証でも全部違います。この様な違いがわかるため、鍼1本で、解熱させて、「4時間後に治るよ」と言えるのです。

こういう診立てができると、同じ太陽証でも非常に治しやすいものから、ちょっと複雑なものまで区別できます。これは重要なことです。

このような意味で、麻黄湯証と葛根湯証は同じ表寒実でも病理が少し違います。また、邪の強さも違うことも示しています。

◇桂枝加葛根湯

前述の桂枝湯の芍薬と桂枝の部分を左下から右上へとつないだものです。葛根湯の上腹部と同様の部分もあります。

このような位置関係は、桂枝湯証は左側から入ってきますが、右側にもあることを示しています。桂枝湯証で、しかも肩凝りを中心に訴えるものに桂枝加葛根湯が合います。

このような論理を使うと、腹部の鍼を使わなくてもよいのです。たとえば風邪ひいて解熱剤を飲んだら風邪は治ったが、上にのぼせてしかたがないという顔が真っ赤だった患者がいました。まさしく桂枝湯、あるいは桂枝加桂湯のレベルにあると考え、申脈に丁寧な鍼を打ちました。数時間もたたないうちに、気が下って楽になりました。ですから、もちろん上腹部に治療するのもいいのですが、反応点をうまく診ながら、手足の末端の、北辰会で使っている微妙な穴をちょっと動かすだけで変化を起こし、病がどのように動いたかもみえます。

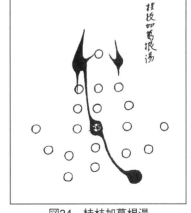

図34 桂枝加葛根湯

— 51 —

◇桂枝加厚朴杏仁湯

桂枝湯の証もあって、しかも咳が出て困る場合によく使います。

臍を中心に邪があります。桂枝湯は右上から左下でしたが、この場合は神の邪（臍の邪）があって、非常に緊張しています。

これは何を示すかというと、中焦から上焦に邪が強いために喉の方に邪が突き上げてきており、そのために咳が出ていることを示しています。

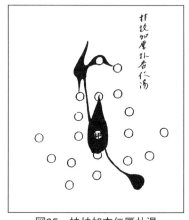

図35　桂枝加杏仁厚朴湯

いわゆる気逆みたいな形になっているのをよく示すのです。臍から中脘にかけての上焦部分にも邪があって、喉の方を攻め込もうとしているので、咳が出ます。

この場合の臍の周囲の邪というものは気の上昇を示します。鍼をするのであれば、申脈に加えて尺沢、あるいは列欠を加えます。すると、この証が一気に取れます。

◇大承気湯

これは面としてとらえており、この流派では特殊なものです。左の大巨から水道にかけてものすごい邪があることを示しています。図を見てもらうとわかるように、右に邪が出る場合と、左に邪が出る場合とでは意味が違います。下焦における左右の位置の異常を示す例です。

夢分流や『獲麟籠』では、右は命門を、左は腎水を示します。いわゆる陽明の腑実です、熱が盛んなため、陰液が不足すると左側に邪が出ます。これは法則です。

根本には、我々の行ってきた夢分流の図、『獲麟籠』の図、吉田流の臓

腑配当図などが非常に重要なものを持っていることを示しています。ある意味では、『腹証奇覧』よりはるかに優れた内容を持っていると考えます。

特に桂枝湯の場合は、右の梁門から入ってきて、臍に入り、左の水道、帰来のあたりまで邪が入っています。『腹証奇覧』などでは右上しか反応しないと書いてありますが、左の下に反応しているということは、先ほどから述べているように芍薬の位置なのです。すなわち左腎水です。これはやがて真武湯あるいは附子湯、通脈四逆湯などになると、完璧に右に移ってきます。命門の火の弱りを示してきます。

以後、このようなことを通じて法則性を見ていきたいと思います。

病の高低は、上下の位置、同時に浅深とほぼ同じ意味があります。そのため、高さが高ければ浅い、高さが低ければ病も深いのです。要するに、浅深と高低が比例します。つまり、高低、上下を見ることが、病の深さの位置を知るのに便利な見方なのです。しかも、右左の下焦の問題は、陰の不足か陽の不足かがはっきり出てくるということも言えます。

大承気湯は陽明の腑実の熱です。したがって、陰陽でいうと熱実で陰液が不足する方向にあります。これも重ねて示しています。

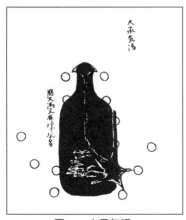

図36　大承気湯

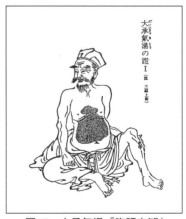

図37　大承気湯『腹証奇観』

◇小承気湯

　小承気湯は正気が臍にあって、邪が左下腹部にもありますが、実は左の天枢あたりにおいています。

　まだ私には、なぜこのようにおいているかということはわかり難いのですが、とりあえず左の天枢を意識したのだと思います。この場合、天枢の右左の意味と大巨、水道、帰来の左右の意味とは少し違うようです。

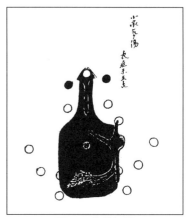

図38　小承気湯

◇調胃承気湯

　調胃承気湯は中脘を中心にして、左中から下位の位置にも入ってきたということを示しています。陽明腑実でも軽いものは最初から大承気湯とか小承気湯を使うのではなしに、調胃承気湯から使ってみよ、という条文が『傷寒論』にあるのは、このような関係だろうと思います。すなわち、非常に深いものとその中でも浅いものとで皆、薬の処方が違います。

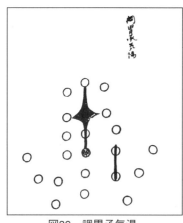

図39　調胃承気湯

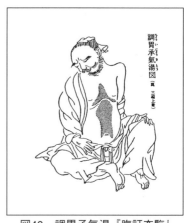

図40　調胃承気湯『腹証奇覧』

◇桃核承気湯

　「およそ、小便通利する者は参考にすべし（「凡小便通利者可参考」）」とあるように、ご存じのように太陽腑証においては、蓄血証と蓄水証の弁別があります。桃核承気湯というのは蓄血証です。

　下腹部の邪が、おおよそ大巨、水道あたりの真ん中にある場合は、気海から関元にかけてあります。非常に強い邪があって、それが神（臍）とつながっています。この部分がいわゆる上に突き上げる、つまり臍を中心に邪が集中すると気逆を示す場合が多いのです。いわゆる蓄血証による精神的な気違い様の症状とか、あるいはノイローゼとかをすべて説明しています。

　ただし、心下部がちょっと反応を示しています。なぜこうなのかというと、この著者はよほど臨床的に勘の鋭い人で、下焦に偏ったものであればあるほど心下部に少し反応が出ることを知っていたのでしょう。

　鍼で行う場合、下焦に邪が偏れば、治療としては上に行えばよいということです。

　先ほどから法則性がありましたが、左右では右回転という中に対角線上に陰陽の照応関係があります。

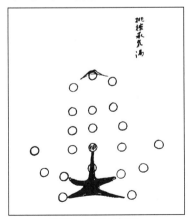

図41　桃核承氣湯

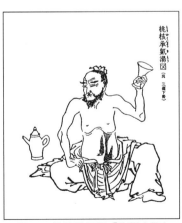

図42　桃核承氣湯『腹証奇覧』

◇抵当湯

　抵当湯は瘀血の強い場合に使う処方です。
　この場合は、心下部の邪を動かせばいいのです。下焦の邪を動かすよりも、心下部を動かすべきです。治療に工夫をすれば、このようながんこな瘀血も鍼でかなりうまく治療できることを暗示しています。

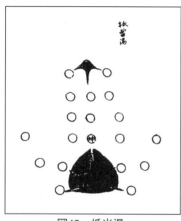 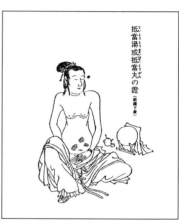

　　図43　抵当湯　　　　　　図44　抵当湯『腹証奇覧』

◇大陥胸湯

　大陥胸湯というのは陽明の腑実証で、深さは深い、高さの位置は高い部分をも含んでいるのです。したがって、図のように高い位置に邪が出てきます。左天枢から大巨にかけて、少ないながらも出てきます。これが左側に出てくることが、重要です。実熱と水邪が重なって、全体としては熱になるということを示しています。

弁証における北辰会方式の幾つかの問題点

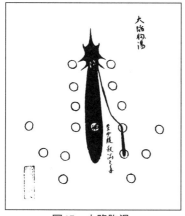

図45　大陥胸湯

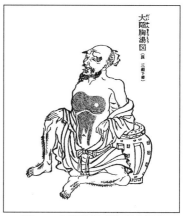

図46　大陥胸湯『腹証奇覧』

◇小陥胸湯

　この図は、小陥胸湯は心下を中心にこのように邪が出るということを言っています。つまり、位置として高いことを示します。

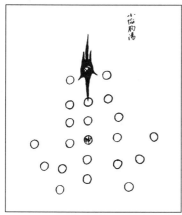

図47　小陥胸湯

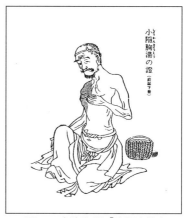

図48　小陥胸湯『腹証奇覧』

◇梔子鼓湯

　梔子鼓湯は、心中懊憹して虚煩する場合の処方です。これは太陽病を誤って下して、何らかの加減で邪が内陥したために、心下に邪が結ばれたことを示しています。小陥胸湯の図とよく似ていますが、梔子鼓湯は邪が軽く、深さの位置も浅いのです。示す邪は全体として小陥胸湯よりも高い。

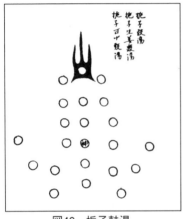

図49　梔子鼓湯

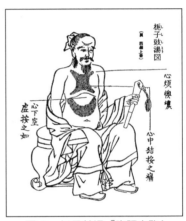

図50　梔子鼓湯『腹証奇覧』

◇梔子厚朴湯

　（省略）

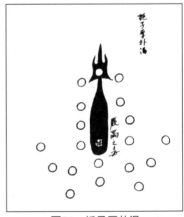

図51　梔子厚朴湯

◇小柴胡湯

　小柴胡湯には胸脇苦満があります。左の滑肉門から左の天枢に邪が入っていくことがポイントです。右の滑肉門にもありますが、全体として左に傾いています。肝鬱気滞の時に、天枢だけに限って反応を診ると、必ず左側に傾いています。右に傾く場合はかなり重くなっています。

　そのため、臍より下の左右の場合は、陰水陽火、寒熱をある程度示します。

　実は、臍は気と血の問題を示すように思うのですが、まだ決定できません。左側は、気のレベルと言えると思います。

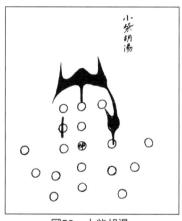 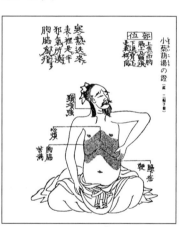

図52　小柴胡湯　　　　　　図53　小柴胡湯『腹証奇覧』

◇大柴胡湯

　大柴胡湯では特に左滑関門が強くなっています。小柴胡湯と比べるとよく似ていますが、邪が左天枢に来てからさらに強くなって、下に下がろうとしています。これは、裏実熱と重なってくることを、腹診で見事に示しています。

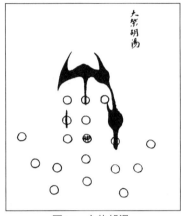
図54　大柴胡湯

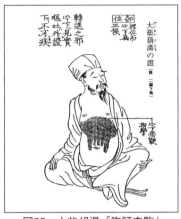
図55　大柴胡湯『腹証奇覧』

◇柴胡加芒硝湯

　柴胡加芒硝湯も左側で、下方に邪の動きがみられるためやや陰証の方に近寄っています。

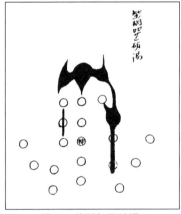
図56　柴胡加芒硝湯

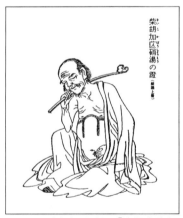
図57　柴胡加芒硝湯『腹証奇覧』

◇柴胡加桂枝湯

左側を中心にしています。

◇柴胡加龍骨牡蠣湯

左の滑肉門から天枢に動悸があり、任脈に沿って上からの邪、いわゆる小柴胡湯の胸脇苦満の邪が神闕に向かっています。精神不安を示す非常に重要な部分です。むしろ臍と中脘からの邪をつないだ方がよいのではなかろうかと、私は考えているくらいです。

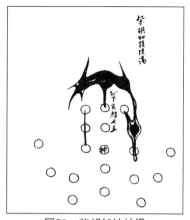

図58　柴胡加桂枝湯

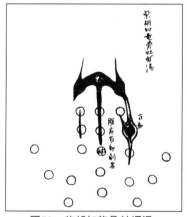

図59　柴胡加龍骨牡蠣湯

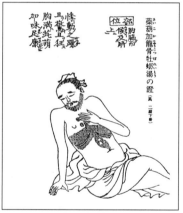

図60　柴胡加龍骨牡蠣湯
『腹証奇覧』

◇黄芩湯

黄芩湯は胸郭に熱があるものを治すと『傷寒論』にあります。上焦の胸郭の部位、大体中脘を中心にした邪が右の滑肉門に入りながら臍を取

り囲んで、左の水道、帰来の方に入ろうとしています。これが重要なポイントです。そのため、これも下から上へ突き上げる邪が強いと見ています。

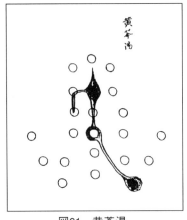

図61　黄芩湯

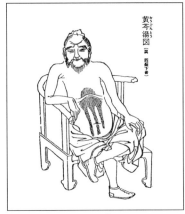

図62　黄芩湯『腹証奇覧』

◇柴胡桂枝乾姜湯

（省略）

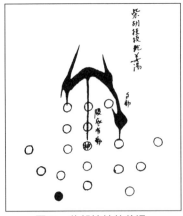

図63　柴胡桂枝乾姜湯

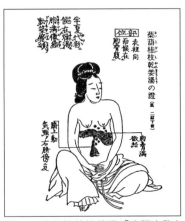

図64　柴胡桂枝乾姜湯『腹証奇覧』

◇桃花湯および
　赤石脂禹余粮湯
　（省略）

◇茵蔯蒿湯

　およそ小便利せざる者。「凡小便不利者」とあります。

　茵蔯蒿湯は陽明経証であって、熱邪が下にも下がらない、上にも突き上げられない。かといって湿熱が内から下にも出られない。外にも発散できないものです。したがって、肌表のところに熱邪が出てきて、黄疸を呈してくるのが特徴なのですが、この場合、邪は左の天枢とつながって、気海・関元あたりの邪を中心にして、神闕、水分、下脘、中脘に入ってくることを示しております。

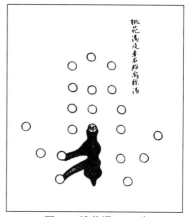

図65　桃花湯および
　　　赤石脂禹余粮湯

　これはなかなか微妙で、私はもうちょっと何かあるのではなかろうかと感じています。もし、著者が今に生き返ってきたら、「これ、ちょっと違うんじゃないか」と私は多分、かまをかけると思います。自分の臨床経験と何で違うのか知りたいわけです。向こうも知りたいことでしょう。私の場合はたくさんの患者さんを触診して「あ、こういうことだったんか」とわかる部分と、間違えてとらえているのではないかと思う部分があります。

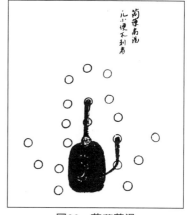

図66　茵蔯蒿湯

◇桂枝人参湯

桂枝人参湯は非常に重要です。神闕をもとにして、上に突き上げ、これが右の方に傾いています。下方向は右に下がって、右命門の火の方に出てきています。桂枝人参湯は、どちらかというと陽虚型です。

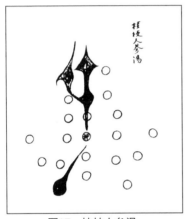

図67　桂枝人参湯

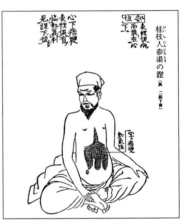

図68　桂枝人参湯『腹証奇覧』

◇黄連湯

（省略）

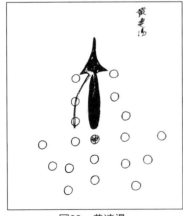

図69　黄連湯

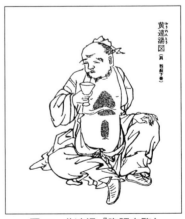

図70　黄連湯『腹証奇覧』

弁証における北辰会方式の幾つかの問題点

◇半夏瀉心湯、生姜瀉心湯、甘草瀉心湯

　瀉心湯はいずれも心下から中脘、下脘に出てきます。瀉心湯は、中焦において脾胃に寒熱の邪が入り交じって、上にも出ない下にも出ない、中途半端な状態に邪があるものを示します。

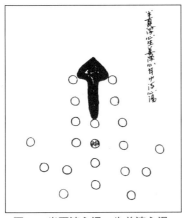

図71　半夏瀉心湯、生姜瀉心湯、甘草瀉心湯

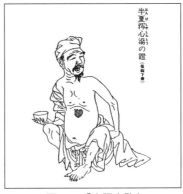

図72　『腹証奇覧』

　腹診ではみぞおちの下に積んでできます。そのため、瀉心湯と言うのだろうと思います。瀉心湯の心は心臓ではなく、心下の心です。

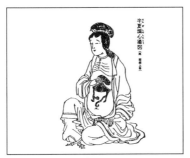

図73　『腹証奇覧』

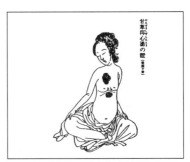

図74　『腹証奇覧』

— 65 —

◇栀子乾姜湯

　栀子乾姜湯は右下に出てきました。栀子が胸郭の熱を取って、乾姜で命門の火を高めています。

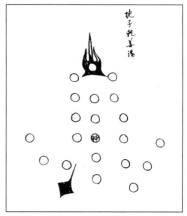

図75　栀子乾姜湯

◇十棗湯

　腹水を起こすものに使います。実際にこのような邪が出ると言っていますが、現在のところはコメントしません。

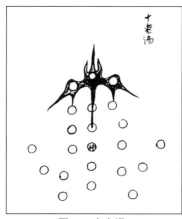

図76　十棗湯

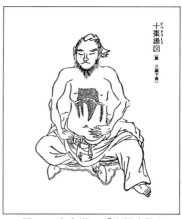

図77　十棗湯　『腹証奇覧』

◇理中湯

　前述の桂枝人参湯とよく似ていて、しかも右下側にはっきり出ています。右の命門の火が出てきています。陽虚型なので、このように出てきます。

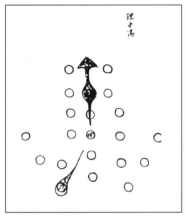
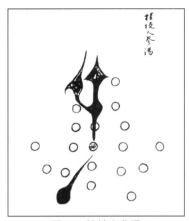

　　　図78　理中湯　　　　　　　図79　桂枝人参湯

◇呉茱萸湯

　呉茱萸湯は両脇に入っています。おそらく章門あたりの邪を示すのだと思います。少陽病の裏、厥陰の関係ですから胸郭に出てきます。これが太陽の裏、少陰病の場合は大体背中の方に、たとえば附子湯証の場合は背中の寒気などが出てきます。そのため、厥陰病か少陰病かわからない場合は、胸郭の方に体表の反応があるか、あるいはそこに症状が出るか出ないか、これが判断の中心になります。

　厥陰、少陰、太陰というのは、実際のところなかなか区別がつきにくいのですが、体表観察と病証が背中に出てくるのか、脇や胸に出てくるのか、下腹を中心に出てくるのかで、すべてわかります。

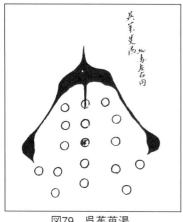

図79　呉茱萸湯

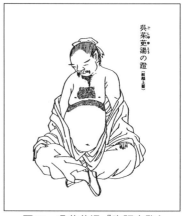

図80　呉茱萸湯『腹証奇覧』

◇真武湯

　真武湯は心下の邪と右の命門の火が中心になります。少し左側にもありますが、全体として陽虚を示しています。

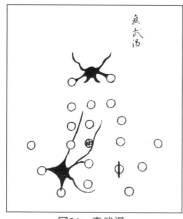

図81　真武湯

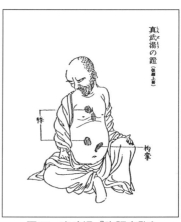

図82　真武湯『腹証奇覧』

弁証における北辰会方式の幾つかの問題点

◇附子湯
　心下と脾募をつなぎながら、右の命門の火を中心にして、少し左下にもあります。右下が中心で、やはり陽虚です。

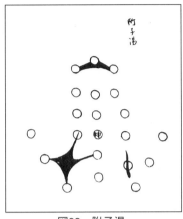
図83　附子湯

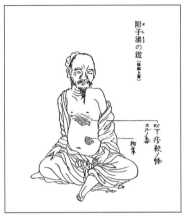
図84　附子湯『腹証奇覧』

◇当帰四逆加呉茱萸生姜湯
　複雑ですが、みぞおちと脇腹と右の命門の火が関与しています。陽虚ですが、厥陰病との関わりを深く示していると見ています。

◇桂枝加附子湯
　桂枝加附子湯は右下と、桂枝湯としての左下、臍、右上と連なっています。これは気が上昇しながら右の命門の火の部分を示しているのです。
　右下は、麻黄附子細辛湯証と桂枝加附子湯証とがどう違うのかという

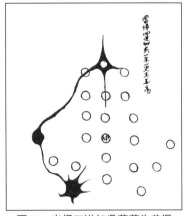
図85　当帰四逆加呉茱萸生姜湯

非常に重要な問題にぶつかります。麻黄附子細辛湯証というのは、少陰病であってしかも表証があるために、明らかな陽虚型なのです。桂枝加附子湯の場合は邪が肌表にあって、発汗し過ぎたために多少陽虚に傾いたということであって基本は桂枝湯なのです。ですから桂枝加附子湯であって、附子湯加桂枝湯ではないのです。

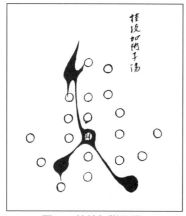

図86　桂枝加附子湯

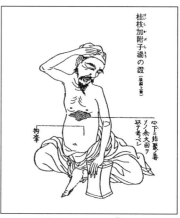

図87　桂枝加附子湯『腹証奇覧』

◇桂枝附子湯去桂加白朮湯

　左側も入っていますが、右が中心です。桂枝湯の証の邪と右下の邪が入っています。

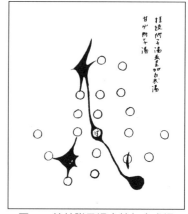

図88　桂枝附子湯去桂加白朮湯

◇麻黄附子細辛湯

　麻黄附子細辛湯は、腹診ではっきり違いがわかります。

◇芍薬甘草附子湯

　芍薬甘草附子湯は少し、腹中に拘攣の邪があって、下に下がっています。右側の邪が上にあります。このようになってくると芍薬が非常に重要になってきます。

　このようにみていくと、処方の使い方が自在にわかり、鍼では手足のツボで言ったらどこを使うかということも見えてきます。

◇四逆湯および乾姜附子湯

　四逆湯および乾姜附子湯で、完璧に右です。

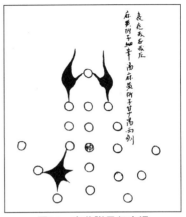

図89　麻黄附子細辛湯

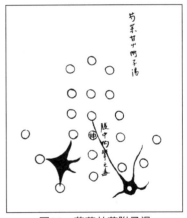

図90　芍薬甘草附子湯

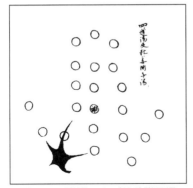

図91　四逆湯および乾姜附子湯

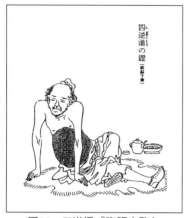
図92 四逆湯『腹証奇覧』

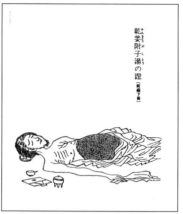
図93 乾姜附子湯『腹証奇覧』

◇**通脈加白通湯　白通加猪胆汁湯　当帰四逆湯**

　通脈加白通湯、白通加猪胆汁湯、当帰四逆湯は左側にも少しあります。

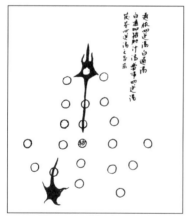
図94　通脈加白通湯、
　　　白通加猪胆汁湯、当帰四逆湯

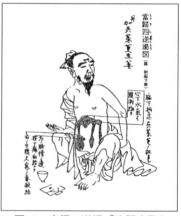
図95　当帰四逆湯『腹証奇覧』

◇葛根黄連黄芩湯

　葛根黄連黄芩湯は、右の天枢に入っています。なかなか複雑ですが、天枢のところに入ってくるのが重要です。左不容左深門天枢の内側に邪をもちながら。

◇豬皮湯

　（省略）

◇桂枝去芍薬加蜀漆龍骨牡蠣湯

　柴胡加竜骨牡蠣湯を中心に、神闕のところすべてに邪が入ってくるのが特徴です。必ず精神の不安定と気の上昇を意味します。

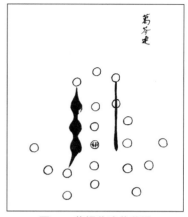

図96　葛根黄連黄芩湯

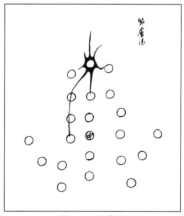

図97　豬皮湯

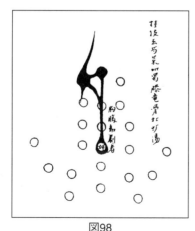

図98
桂枝去芍薬加蜀漆龍骨牡蠣湯

このようなことを知っていると、ちょっとした狭心症ならすっきりと
と治せます。

◇小青龍湯

小青龍湯はこれも突き上げています。それもかなり下の部分から点と
いうより面に近づいてきています。いずれにしても、上焦の胸郭に邪が
せり上がっているということを示しています。

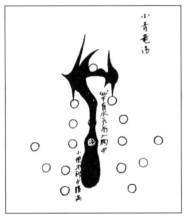
図99　小青龍湯

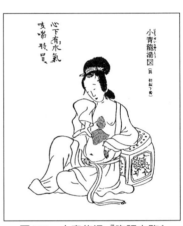
図100　小青龍湯『腹証奇覧』

◇大青龍湯

上だけではなしに、黒丸が何か重
要な意味があるようです。表寒裏熱
を暗示しています。

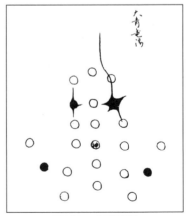
図101　大青龍湯

弁証における北辰会方式の幾つかの問題点

◇太陽と少陽の合病の図

　先ほど滑肉門と天枢の間に入ると述べたのが、これです。結局、北辰会が空間の鍼と述べてきた滑肉門、天枢と大巨が基本です。
　やはり邪の位置が明解にこれを示している。

◇三陽合病

　三陽合病も左側です。

◇猪苓湯　五苓散

　猪苓湯と五苓散は重ねて比べます。五苓散は右上方から臍に入っています。それで多少、右下腹部と関わりがあります。実際には右上方から臍に入ってさらに、右下腹部へとつながっている

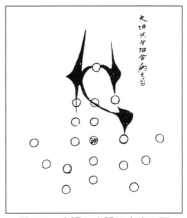

図102　太陽と少陽の合病の図

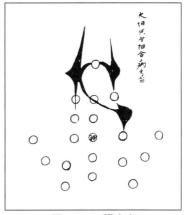

図103　三陽合病

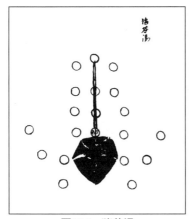

図104　猪苓湯

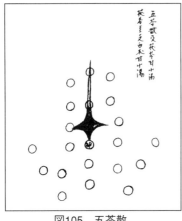
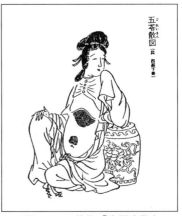

図105　五苓散　　　　　　　図106　五苓散『腹証奇覧』

と考えます。
　ところが猪苓湯はまったく真ん中です。しかも猪苓湯は僕の考えでは、大体左側に傾いてきます。なぜそうなるかは、理論的に考えてください。

◇旋覆花代赭石湯

　（省略）

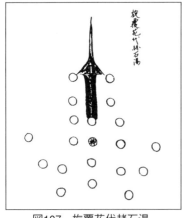
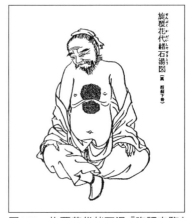

図107　旋覆花代赭石湯　　　図108　旋覆花代赭石湯『腹証奇覧』

弁証における北辰会方式の幾つかの問題点

　図109、図110は前述の『吉田家腹診秘録』腹部のツボの位置です。

　図109には、このように神闕の位置が配置されています。

　図110はツボの位置のみで、何も書いてありません。このような書物を読む価値があるかないかというのは、どの程度臨床的な腕を持っているかということなのです。分らないものが見ても、何のことかさっぱりわかりません。

　たとえば、図111です。葛根湯の位置が右、麻黄湯は左に置いております。これは、深い意味があるのです。つまり、左右で病の位置を示す。

　夢分流、『獲麟籍』の腹診図を見ながら、吉田流の秘伝の腹診図、特に点を中心として邪がどうあるかということを見てきましたが、これで吉田流の腹診は終わりです。

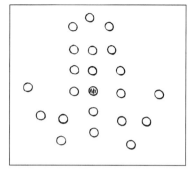
図109

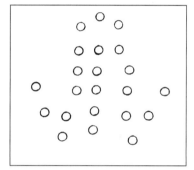
図110

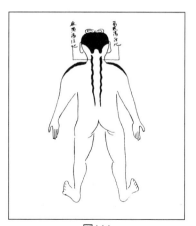
図111

— 77 —

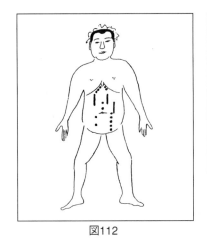
図112

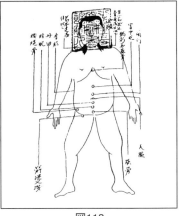
図113

まとめ

この中での病の法則性は、
① 病の上下は、そのまま腹部に上下として出てくる。
②病の上下の位置と病の浅深の位置は、照応関係であって比例している。
③臍から下の大巨、水道、帰来あたりの右左の問題は、いわゆる腎の陽火、あるいは命門の火、左の腎水という関わりで出ている。
④同じ左右でも天枢の位置になると、いわゆる気の問題と血の問題を分けているようである。
⑤同じように上であっても、滑肉門を中心にして梁門や関門あたりで出るものは、病の位置がもう一つ高い。滑肉門以下の天枢に近づいてくると深い。位置が低くなると深くなる。

　ここではかなりの秘伝を述べました。頭を使って勉強すると、診断が非常に楽になります。中医学では、傷寒病と温病とでは、弁証のものさしは大変違います。ところが外邪は上から下に向かっている、浅いとこ

ろから深いところに向かっている、という法則性には変わりはありません。

　とすれば、この我々の言う左右上下の空間の位置の異常を見抜くことによって、どの程度、邪が入ってきているかがわかります。急性の熱病に対応できることはもちろんですが、いわゆる雑病、重症でも、どの程度のレベルに入っているか、即ち、臍以下のどこまで落ち込んでいるかということで重症度を診断できます。

　北辰会では、応用臨床学に相当するものです。しかし、『傷寒論』の内容をほぼ理解していないと分らないでしょう。病の流れというものが、どういうものかという理解がないとわかりません。

　しかし、このようなことを踏まえながら、もう一度勉強し直して、本章を読んでもらえば、実はあっと驚くような臨床法則を示したことがおわかりになると思います。

　このことはただ北辰会だけではなく、吉田流の秘伝書（『吉田家腹診秘録』)、夢分流、『獲麟籍』、『合類鍼法奇貨』などが、基本的には皆一致しているということです。このことから、我々は伝統と言うものは非常に多様であると確信がもてるわけです。そして、昔の医師たち、さまざまな医師たちと対話するという医学になります。これが古典に学ぶことだと思います。

　ここでは腹診の面と点、空間、気滞、上下、浅深の問題を述べましたが、つけ加えておきたいのは、空間的な左右上下が大きく病に関与するということは、ほとんど気の停滞が中心にあります。逆に言えば空間の位置の異常が取れない、あるいは動かない、あるいは動いても直ちにもとに戻るということは、瘀血が関与したり、湿痰が関与したり、その他の邪気が逆に気の停滞を起こしているのです。

　一般的に言えば、気が動けば血が動くし津液も動くが、その逆もあります。津液とか血が動かない場合、気も動きにくいのです。言い換えれば、このような判断にも使えます。

— 79 —

そこで一般の雑病でも非常に治しやすい膝痛の一つでも、これは治しやすいぞ、治しにくいぞ、と判断がつきます。これはすごいことだと思います。

（平成 9 年 2 月本部会にて）

5　舌　診

（1）基礎学と臨床

　舌診の基礎学については、『舌診アトラス』で大体の様相を示しました。また、数年前の北辰会の研修会で《『舌診アトラス』その後》という舌診学を展開しました。それ以後また舌診が提起しているさまざまな問題点を一つずつ掘り起こして、皆さんに提示したいと思います。

　基礎学はあくまでも基礎学であり、それは勉強しておいてもらわなければいけません。ここでは、基礎を踏まえた上で、臨床学はどういうものになるか、ということを考えてみましょう。

（2）舌上と舌裏(下)

　まず、舌上と舌裏（舌表と舌裏というべきものかもしれませんが、慣例上、舌上と舌裏という）の問題があります。

　舌上が苔で覆われたり、その他の要因で白っぽく見えても、舌の裏が赤いもの、あるいは赤黒いものがあります。これをどのように理解するか。舌上と舌裏はやはり陰陽関係にあって、本は舌裏にあり、標は舌上にあります。そのため、舌裏と舌上が一致していれば、当然舌上だけで解決がつきますが、舌上だけ見ていては、「あれっ」と思う場合がたくさんあります。

— 80 —

たとえば、舌裏は真っ赤で間違いなく熱証を呈しているのに、舌上が淡白気味になっていて、苔が厚くなっています。これは何を示すかというと、深いところ、つまり体の芯の中に熱があるが、熱があるために口が乾いたり、その他の要因で水気を余計取ったため、表面上がうるおって白っぽくなった、表面だけが冷えたということです。もちろんこの表面というのは表証の表面ということではなく、裏の中で表面に近いところとより深いところという意味です。

　当然、表証は舌診には出ないという原則があります。大原則があってその中では全部裏なのですが、裏の中の深い部分と浅い部分があるのです。先に体の中の芯だと言いましたが、裏の中の深い部分が本で、裏の中の浅い部分が標です。すると舌上と舌裏が違うのなら、絶対舌裏を見なければいけないと言えます。

　これは舌診学の基本ですが、今まであまり言われてきませんでした。しかし、このような見方をしないと寒熱の矛盾が説明できません。多面的に見てくると、結局舌裏の色が本を決定するということがわかります。

　日本の漢方家や中医学家の中に舌診は当てにならないとか、わからないと言う方がいます。そう言う方に、私は実際の症例を持って反論を示すことができます。非常に重症であればあるほど、舌診が大きな意味を持ってきます。

　ついこの間も肺癌の末期で、いつ最期が来るかわからないような患者を診ていました。その場合でも鍼する前に、患者さんがベッドに寝てから10分ないしは20分たって、舌裏がどういうふうに変わるか、舌の裏の赤味をどのくらい保つことができるか、これを診ました。

　舌上がいかに黒くなって黒っぽく見えても、舌裏が赤ければ助かるという法則性があります。これ一つをとっても、舌裏がいかに重要かおわかりでしょう。逆にいえば、舌上がきれいに輝いていても、舌裏が悪いものはよくありません。逆証と言えないかもしれませんが、逆証に近い場合があるので、注意しないといけません。ちょっとでも赤味があって

明るさがあればいいのですが、特に唇と舌が暗くなってしまったものは
もうだめです。全く逆証中の逆証で触ってはなりません。触れば触るほ
ど、早く絶命しますので、触ってはならないのです。

　末期になってきますと、脈はしどろもどろな打ち方をするため、とても
も取っていられません。末期は脈診では判断し難いのです。その場合、
舌診は脈診よりやり易くて、的確にとらえることができます。

　また、鍼をすると気の動きは湯液などに比べて早いため、どのように
効いたのかを知るには脈診もいい方法ですが、舌診はさらに有力な方法
なのです。重症の患者は末期になればなるほど、脈診はもうしどろもど
ろになって、非常に訳のわからない脈になってきます。診ている方も一
生懸命になり過ぎるため、脈が太くなったのか細くなったのか、硬くな
ったのか柔らかくなったのか、わかり難くなるのです。舌診の場合は、
白を赤だと思わないだろうし、黒を赤と間違えることはまずないでしょ
う。この点でも舌診は有力です。もちろん脈診や気色診を重ねて、やは
りそうだという確認は絶対必要です。

　この間の患者も重篤で、いよいよだめだという方でした。そのため、
陽池にかざすだけかざして、鍼も刺さず、触れないで終えました。その
方は３日後に亡くなりました。うっかりいつも通りに行って、その場で
亡くなったら、「鍼で死んだ」と言われます。治療するなら、覚悟して腹
をくくってしなければなりません。治るか治らないかが読めなくては治
療してはいけません。東洋医学だったらそこまでいかなくてはいけませ
ん。

　これは、舌上と舌裏の問題で解けるのです。

　舌上がいかに淡白のように見えても、舌裏が赤ければやはり本は熱、
基本的には熱と解きます。それでは、寒がりの人で、舌が赤いのはどう
説明したらいいのでしょう。それは、弁証のさまざまな情報をどのよう
に処理していくかという問題です。

　この後で症例を一つずつ説明しますが、症例検討をきちんとするため

— 82 —

には、どういう方策が必要か。そして舌診や腹診や脈診がどのような位置関係にあるのかをみて、そこから本質を考えなければなりません。このようなことを理解しないと弁証はできません。

　ここではまず舌診学における、舌上と舌裏、特に舌裏が重要なのだということについて述べました。

　次に重要なことは、舌裏に瘀血があるかどうかです。

　舌下静脈で瘀血を見るのは、当然のことです。舌下静脈の怒脹というのは二通りあります。ひとつは静脈自体が太くなって、色が悪くなる。色が悪くなっても、まだ色が出ている場合があります。ところが、舌下静脈管が膨れてきて、そして色が褪せてきたものは瘀血の非常に古いものです。多くは肝臓癌など頑固な重い疾患を患っている時にできますが、色がそう濃くないから瘀血ではないなどと思ってはいけません。逆です。

　一般に舌裏の舌下静脈を見て、舌下静脈が太ければ太いほど、それから色が濃ければ濃いほど瘀血が強いと見ていいのです。ところが舌下静脈の血管が膨れて、意外と色が抜けてくる場合があります。これは古くて頑固な瘀血であって、そう簡単にとれないことを示しています。つまり、血虚をともなっているからです。内臓に重症疾患を持っている場合です。肝硬変の末期など、色がそんなにきれいに出てきませんから、ほとんどこのような感じです。

　なぜそうなるかというと、結局全身が邪気によって侵されて、気血が弱っているからです。したがって、きれいな色が出てこないのです。邪気が強いということは、舌下静脈の血管が非常に大きく腫れていることでわかります。だとすれば、基本は血管が大きいか大きくないかということと、色が鮮明かどうかということで、瘀血の度合いがわかるのですが、もう一つ進むと、血管が膨れてくると色が褪せてくるのです。これも非常に重要なことです。

　ただし、舌下小体の付着異常で舌裏の出が悪い場合があります。でき

るだけ顎を上げててもらって、ちょっとでも裏をのぞくようにするしか
ありません。「舌を出して」と言ってみようとすると、「あーあーあー」
と言うばかりで出せません。出し惜しみしているのかな、と思うような
人もいますが、実は舌下小体が前まで着いているために出せないのです。

次に光の当て方なのですが。一般的に、よほどのことがない限りその
ままの明るさで診えますが、細かいことになるとライトを当ててみるべ
きです。ライトを当てて、できるだけ一様に舌上が照らせるように、あ
るいは舌裏が照らせるようにしてみます。肝硬変の末期などの患者さん
では、食道静脈瘤の破裂とか、その他出血傾向などが非常に多くなって
きますが、そのような事態は未然に防がないといけません。そのために
は舌上をできるだけよく照らして、場合によってはルーペなどで見ます。
すると、右側に紫斑があることと同時に、細絡などが出ていて、出血傾
向があることがわかる場合があります。これは舌衄舌と言って、要する
に出血傾向があるいうことを告げているので、西洋医学の方へまかせる
ことになります。このようなものは非常に危険です。そういったことも
舌診が非常によく教えてくれます。

舌縁は、舌上からの舌縁と、舌裏からの舌縁の両面でみていかなけれ
ばいけません。どんな病気であろうと、舌質が暗くなってきたら（場合
によっては黒っぽく、紫から黒みたいにみえるものがある）、これは今ま
でそれほどひどくなくても、急に悪くなる徴候で、絶対、逆証です。危
険ですから、触らないということが原則です。

ところが80、90歳の高齢者になってくるとこんな例は結構あります。
慢性的にじわじわ色の変化がおこっていれば、それはちょうど生命の炎
が消えていくという段階を示すわけですが、それがある日突然、一気に
黒くなってくるという場合は大変危険な状況なので、やはり触らないよ
うにしてください。

特に唇と舌が両方とも黒っぽくなったものは触ってはいけません。逆
証中の逆証だと思って、間違いありません。そのぐらい舌に反映するも

— 84 —

のです。

　逆に言えば、肺癌の末期で、医師も「間もなくです」と言ったところで、舌上と舌裏をよく診て、色がまだ明るければ、いまだ大丈夫です。しどろもどろの脈を打つ場合がありますが、舌診と気色診による診断が先行します。そこにそれ相応に救いの道があるならば、腕があったら触っていいでしょう。腕のないものは、いずれにしても触ってはいけません。ここまでくると、人の命を左右することになります。

　舌質自体が非常に暗くなる、それから紫か黒っぽくなるというのは、当然のことながら非常に悪い状態を示しています。舌上も舌裏もともにそうなら、もう間違いありません。唇とともに舌が紫とか黒くなる場合も、絶対によくありません。

(3) 苔

　苔は、胃の気と邪気の問題を示します。この関係が切迫してきますと、苔を削るという方法を取らなければいけません。その苔が削りとれるか、とれないかということは、非常に重要な問題です。邪実を中心とするもので苔がとれるのは、邪気がひどくないということです。正気の虚を中心とするものであれば、苔がとれるということはもう正気が相当弱っているということです。ですから、苔がとれるとれないということは、邪実か正気の虚かによって、まったく評価が一変します。

　たとえば、舌上で苔が舌上全体に薄く広がっていないで、右側に偏っている（図114）のは右側に邪気があるということです。

　現在、子宮癌から転移した胃癌の

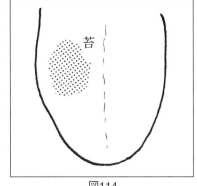

図114

患者を治療していますが、腹部を手で触れていきますと、右側の脇の方に非常に冷たい風が吹くような感じがします。この患者の場合、舌は右側に偏りがあります。つまり、邪実と正気の虚が両方混在しているもので、治療は正気を補いながら邪実をとるようにしています。その結果、最近では右側の脇の方に非常に冷たい風が吹くような感じが、ほとんど取れて来ています。

舌の苔の位置が右に傾いたものは、右に邪気があります。苔が左に傾いたものは左に邪気があります。真ん中より前にあるものは上に、真ん中より奥にあるものは下に邪気があることを示します。このように素直に診てよいと思います。

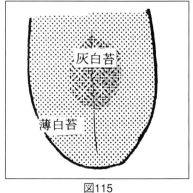
図115

また、薄白苔の上に灰黒苔が出てくる場合があります（図115）。灰黒苔が出てくるのは、当然これも胃の気の存亡に関わり重要です。

ただし、この場合に黒苔がいわゆる黄苔から発展したものか、あるいは白苔から発展してきたものかで意味が変わってきます。

一般の雑病で黒苔を見る場合は熱証で、黄苔からの変化が多いのです。傷寒六経で言うと、焦黄苔、陽明の腑実型から黒苔に転化するのが多いわけです。この場合は当然のことながら、熱実がはっきりしていれば、完璧に下します。

ところが、灰黒苔でも、舌質が淡白で色が白くて、そのままで黒苔を呈してくる、ということになれば、当然陽虚ですから温めながら治すべきものであって、冷やしてはいけないという大原則は変わりません。

ただしその場合に、仁丹やその他のものの染色でないか気をつけてください。患者さんが、診てもらう前に食べ物を摂っていないか。夏場であれば、かき氷を食べたときスプーンの金属が何らかの化学変化を起こ

して舌上に附着して付くと、灰苔を呈する場合があります。このようなこともあるので、本当に病的なものかどうかということは、かなり慎重にみないと誤診をすることがあります。

（4）色、剥げ

色の濃い薄いでは、薄い方が大体正気の弱っているのが多いのです。また、苔はかなり覆っているが、舌尖部、舌縁、舌辺に剥げが見られることがあります。右側の方の苔が薄ければ（図116）、右側の方に何らかの正気の弱りが見られます。苔が薄すかったり剥げている方に正気の虚が見られます。

舌の右側に剥げが多く、舌の左側に比べて赤味がきつく、実になっている場合には、舌の右側に熱が傾いていることを示します（図117）。

逆に、舌の左側舌辺に比べて赤味が色あせて、しかも右側舌辺の剥げの面積が広いということであれば、右側の血虚、その他、正気の弱りを示します（図118）。

舌辺の左右の色の違い、剥げの状態によって、正気の状態が左右どう

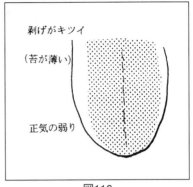

図116

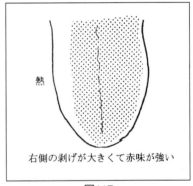

図117

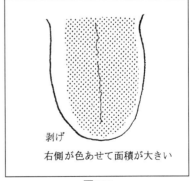

図118

— 87 —

なっているかの診断ができます。このようなことは基礎舌診学では述べなかったところです。

(5) 紅点紅刺

舌尖紅刺というのは非常によく見られます。舌尖紅刺は大体舌尖に小さいものは小さく、大きいものはまばらに出てくる傾向にあります（図119）。これによって、大体の気の偏在というのがわかります。

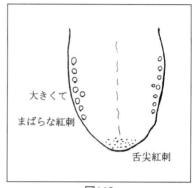
図119

紅刺は気滞から起こってくるものが多いわけですが、一般の基礎舌診学では、熱証を示すということになっています。実際のところ、慢性の雑病で紅刺が熱を示すものは少ないと私はみています。

急性の熱病などではこのようなものもありますが、慢性の雑病では紅刺は大体気の偏在を示しています。そのため、右側の方が大きくて色が鮮やかで、左側はそうでもありません（図120）。このような舌は右前に気が偏っていると考えてよいだろうと考えています。前章の腹診と同じように、左右上下の問題と関わっています。

また特に、紅刺の部分が舌尖部にあれば、この場合には二つの意味があります。

一つは、上焦に気が突き上げて常に気が発散しないようなもの。もう一つは、心肺に熱を帯びているもの。五臓でいう心と肺に熱をもつものです。

たとえば上に突き上げている冷えのぼせの疾患などでは、顔面が紅潮

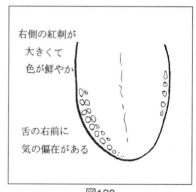
図120

している、あるいは脈でいうと寸関尺位を診ると寸の方が尺位に比べると力強くて尺位の方が弱いというようなことがあれば、この紅刺は、気の上昇ということがまず考えられます。

また、心熱を中心とするものであれば、当然のことながら精神不安定、また過度に緊張した場合などが考えられます。睡眠が不足したり、過度の緊張をすると舌の先がピリピリします。このような場合には、心に熱があり、それに気の上昇が重なってきます。心に熱をもつ場合に、心兪や神道に強い圧痛が出て来ます。直接心兪、神道を治療してもよいのですが、少沢や少衝、手の太陽小腸経、手の少陰心経の井穴あたりに軽い刺絡を行うと、解決します。

次に、患者自体が舌を出さない場合があります。舌の先がしょっちゅう痛く、舌を出せません。このような場合は必ず気の上昇が強いか、もしくは心火です。目眥間の熱と舌上の紅刺が重なってくるとやはり心の熱だということになります。そう赤くないが、ぶつぶつのあるものがあります。これは見落としやすいですので、よく診るようにしてください。これが完璧に色が抜けてくると、白星という概念に変わってきます。紅刺紅星というより、白星の方に変わってきます（図121）。同じ臨床的意義を持ちます。

また、紅点といっても、紅色が赤いものもあれば紫色、あるいは黒くなったものもあります。瘀血化したものもあるわけです。ちょうどイチゴの腐ったような色をしているもので、気の停滞が瘀血につながって、紅点が重なり、黒い紅点が重なってくると瘀斑という形を取ります。このようなものもよく観察してください。

さらに、部位がどこにあるのかということも大事です。このような点

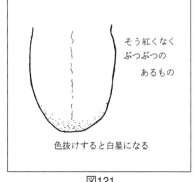

図121

もよく観察しておくと、いろいろなことを教えてくれる場合があります。

苔の状況、特に慢性雑病で悪性腫瘍などの場合には、その相当する部位に苔が片寄る傾向にあります。胃癌から食道癌を起こした場合、食道の位置にまで行きますと上の方になりますから、舌の中央から前にかけて剥げています。舌の前の方に変な苔がポロッと着く場合もあります（図122）。

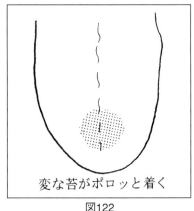

図122

苔を取ろうとしてもなかなか取れず、取ったら今度はパクッと剥げ、苔と舌上が剥げないで出血するようなことが起こります。

これは虚中の実で、非常に激しい邪が上焦に攻めて来たことを示します。あるいは、舌の奥にあれば、下半身に何らかの邪気が攻め入っていることを示します（図123）。だんだ

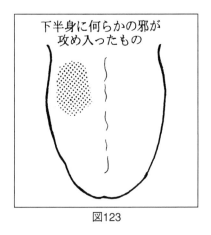

図123

んと消えて来ればよいのですが、頑固でなかなか取れなければ、そこへ邪が片寄っているということです。悪性腫瘍などが最終的な段階に入って来ますと、正気の弱りとともに邪気が非常に盛んになります。このような段階のものの基本はやはり紅絳舌の剥げる舌です。

色が真っ赤になったときは熱が盛んになっていて、血絡を破ると出血傾向が起こります。すると、急激に舌上が赤かったのが真っ白な淡白舌に一転します。そのあと必ず上から出血するか、下の肛門などから出血するか、黒い血を大量に出します。

— 90 —

弁証における北辰会方式の幾つかの問題点

　この場合、この出血が瘀血が下ったものならば舌がこのように色あせても全く正気がなくなりません。逆に著しく疲労感を覚えるという状態になると、瘀血ではなく正気が漏れたという判断ができます。

　次に、病が激変する場合は、かなりの舌が乾燥します。寒熱に関わらず病が激変する場合には乾燥します。しかし、中には潤う場合もあります。潤う場合もありますが、多くは急に乾燥してくるのが特徴です。これは胃の気が大きく影響を受けるからです。脾の働きが影響し、舌上に津液をもち上げられないからです。急激に変化した場合は、危険だと思います。

　逆にいつも乾燥しているのに、今日は潤ってきたなとか、あるいは乾燥していても治療をすることによって潤いが出て来たとするならば、これは非常に胃の気がうまく補われた、ということを示すことが多いのです。

　これもたくさんの経験を積まないとわかりません。私の述べることは臨床でたくさんの患者さんを診て、こうですよという結論を言っているのです。その結論だけ聞いて帰っても、実際の臨床でできるかというと、それはできません。これをヒントにして、あなた方がしっかりたくさんの患者を診て、よくよく観察をする中で私の意見をもう一回思い出してください。すると、すごいことを言っていることがよくわかります。

　舌上が急激に乾燥した場合は、胃の気に大きな異変が起こっています。それがある程度修復されれば、これは治療の望みがあるということです。

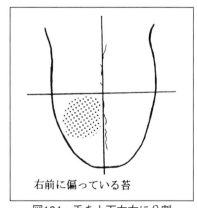
図124　舌を上下左右に分割

まとめ

①舌を真ん中から十文字に分割しておいて、舌の4分割のどの部分に

— 91 —

偏りがあるかを観察する。(図124)
②舌を三つの部分（上焦、中焦、下焦）に分けて、上中下のどの部分に偏在があるのか観察する。(図125)

特に慢性腎炎でだんだん悪化してくる傾向のものは、舌の中焦から下焦にかけての部分は非常にややっこしい苔が現れてきます。しかも乾燥してきて、その部分が厚くなってきます。

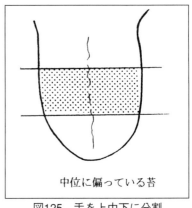

図125 舌を上中下に分割

また、慢性腎炎でだんだん尿毒症の状態が悪化してくると、3mから5mくらい離れたところでもわかるほど全身から尿の臭いがします。さらに悪化すると、近づいて舌を出してごらんというと、口の中から異様な尿のような臭いがします。その場合には舌上に独特の結晶を見せます。それは恐らく、尿素に関係する結晶物が溜まって、もう白苔などというものでなしに、汚い汚い苔か苔でないようなものが出てきます。これはもう末期です。このようなものも観察されます。

このようなことを意識しながら舌の偏在と、左右上下の問題をつなげて診ていくと、面白い法則性が見つかってくる場合があります。

急に舌が右に歪舌して来たり、右に片寄って来たり、左に片寄って来たりする場合には、気血がひどく左右にアンバランスになっていて、場合によっては卒中風を起こす前兆の場合がありますから、よく気をつけて診ないといけません。

基本的には慢性消耗性疾患をみていて舌がだんだん薄くなってくる、しかも力がなくなってくるものは、完璧な気血の弱りです。気虚を示してくる場合も同様の舌質を示してきますので、正気の弱りを確認できると思います。

中には、舌を何とか五臓に分けてみよう（図126）とする学派もありますが、これはあまり肯定しないほうがよいというのが舌診基礎学で言われています。場合によっては五臓をみるという程度です。その兼ね合いはというと、多面的観察で検討するしかないのです。

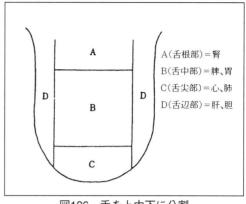

図126　舌を上中下に分割

邪気があるからといって、いつも苔が強く出るとは限りません。邪気でも、引っ込んだり、沈んだりしてしまうものなのです。このような場合、治療すると逆に苔が浮いてきたりします。これは悪化ではなく、邪気が表面上に浮いてきたとみることもよくあります。ただし悪い治療して間違って白苔が増えてきた場合には、わけがわからなくなります。確かに効いたためにこれが出てきたという根拠がないとだめです。錯覚を起こしてはいけません。

北辰会の基本的なことを一つずつやっていけば、これはいい方に効いたために苔が増えたのだ、悪化のために苔が増えたというような弁別ができると思います。

(平成9年2月及び3月本部会にて)

6　多面的観察の評価の問題

我々のいう多面的観察とは、さまざまな診断法に現れた個々の現象を観察することです。そしてこれらを相互に評価して、病が表にあるか裏にあ

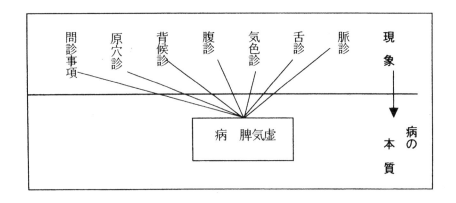

るか、寒であるか熱であるか、虚であるか実であるか、あるいは五臓六腑のどこに正気が弱っているのかということを弁じていきます。

　この多面的観察の原理というのは一言で言えば、さまざまな現象の中から病の本質をとらえるということです。たとえば私が白板を叩いていく。叩いてみると、場所によって音が大分違います。両方ともかん高い音ではあるが、鈍い音ともう少し高い音がします。どこかに空間があるということを示しているわけです。音によって板の中が、詰まっているかいないかがわかります。より一層音がかん高ければ、板の後ろの空間が大きいと判断します。ということは一つの現象から、板の後ろの空洞を診るということです。

　我々の体についても、たとえば脈診、舌診、気色診、腹診、背候診、原穴診、さらに問診などのさまざまな診断法からさまざまなな現象が観察されます。

　しかし、患者さんの病の重さが、これらの診断法に現れる現象と万遍なくつながっているとは限りません。たとえば脾気虚の場合、脾気虚という病の本質があっても、脈、舌、気色、腹、背候、原穴、問診事項などにいつも脾気虚の症候が公平に出ているとは限りません。公平に出ていれば誰も苦労はしません。

　なぜ公平にならないのでしょうか。それは生体というものが、病の本質

が診察事項にそれぞれ公平に出るほど単純ではなく、もっと複雑だからです。ただし、現象と本質がつながっているという原理は変わりません。

　では、この不公平をどのように評価していったらよいのでしょうか。この問題が非常に重要です。それを理解するために一つの症例について話してみたいと思います。若い女性です。

症 例 1

■初診日：平成 8 年 6 月18日。25才♀
■主　訴：経閉、脱毛
■現病歴
平成 7 年12月頃…アルバイト先の送別会など、飲食による不摂生。また
　　仕事も忙しく過労。
平成 8 年 1 月末より…食事をすると、いつもの量が口に入らず、食べる
　　と胃痛（重い痛み）が起こる。
同年 2 月　病院で検査、軽い胃潰瘍と判明。その後、次第に体重が減少
　　（40kg→35kg、かなりの問題あり）、四肢厥冷、経閉、体力が減退（そ
　　の後、少しは回復してきた）

　これだけの問診事項の現象を中心としてまとめると、明らかに虚、正気が弱ったという感じがします。中医学の基本では正気の虚か邪気の実かですが、どちらかというと、まず普通は正気の虚が起ったと考えます。

同年 6 月10日より…髪の毛が抜け易くなり、体毛（うぶ毛）が顔を除く
　　全身に現れる。頭痛が、こめかみから後頭部にかけてある。
■その他の症状　　肩凝りが中学生からある。以前から、足が時々だる
　　くなる。食後眠くなる。乗り物酔いをしやすい。

— 95 —

- **■飲食** 発症前…食欲あり大食傾向、特に好き嫌いなし。発症後…食欲はなく小食。
- **■二便** 大便は3日に1回、適量、硬い便。小便は特に問題なし。
- **■入浴** 普通は温めの湯に30分間、湯船には15分間、胃潰瘍になってからは、目眩して倒れたこともあった。

　入浴は非常に注目すべきです。風呂に30分間、ぬるめの湯ですが湯船に15分間入っているのは相当体力を消耗します。これはまるで負荷試験です。西洋医学では負荷試験で、心臓の検査に階段を上がったり降りたりさせます。坂道を上がったらどうなるかを心電図を取って調べたり、その症状がどうなるか検査します。

　我々の場合には入浴を負荷試験と考えており、だいたい長風呂する傾向であれば、正気の弱りがあってもそうひどくないと考えます。お風呂の中にいる時間よりも、湯船に入っている時間を参考にします。

　ここで気をつけなければならないことは、脈診や舌診に脾虚の症状がはっきり出難い場合があることです。はっきり出難いということは、体質の問題もあります。人によって舌によく変化が出やすい人、脈に変化が出やすい人、腹診によく変化が出やすい人などです。

　それから、病の本質が脾虚であっても、その他、肝鬱とか、肺気不宣などさまざまなものを持っていて、その中の中心が脾虚証なのです。するとさまざまのものが、現象として、診察項目の中に散らばって出てくるのは当然といえます。このように考えると、主証である脾虚がいつも平均化しては出てこないことの説明がつきます。

　次に胃潰瘍になってから、めまいがして倒れたこともあるのは、正気の虚が関与するところです。

- **■月経の状態** 初潮13才、規則正しく25日型、期間は7日間、量は多い時と少ない時がある。色は普通、豆大の血塊がある。痛経は1日目

に下腹部痛、腰のだるさがある。帯下は無色。

　このあたりが、お風呂に15分間入っても大丈夫というところとつながってきます。痛経の問題は非常に重要です。生理の末期に4、5日痛みが起こるということであれば、正気の虚、正気の弱りはほぼ間違いありません。まず月経前、あるいは、月経の前期に痛みが出てくるのはほとんどが実の症状で、実邪と考えてよいでしょう。このように考えると、正気の虚のようなものがありますが、実が中心ではないかという推論が成り立ちます。

《体表観察》
■原穴診　　ほぼ左が虚で、太谿は右が虚、太白は左右とも公孫まで虚。
■腹　診　　左右の脾募、胃土、右肝の相火、臍周に邪。
■背候診　　圧痛…神道

　　　　　　　虚の穴処…左心兪、左右膏肓、左右神堂、

　　　　　　　　　　　　左右三焦兪、左右腎兪、左右気海兪、右志室、

　　　　　　　　　　　　左右肓門

　　　　　　　実の穴処…右督兪、右肝兪、右胆兪

　　　　　　　虚中の実…右心兪、左右脾兪、左右胃兪

■気　色　　黄白赤青（心が青、腠理は密）
■舌　　　　淡白舌、舌尖紅刺。舌裏は淡白、瘀血。眼診、眼瞼にやや血虚
■脉　診　　　一息三半、滑弱枯でやや細脉、右反関の脉、按じて無力（左押し切れる）。脉は、全く血虚でしかも弱い脉。按じて無力。
■爪甲診　　淡白、半月あり、光沢なし、縦筋あり、手掌は白色。

　このような体表観察で、脾の気陰両虚と肝気実と弁証しました。

■初診　　右太白（2番）5分置鍼、百会（古代銀鍼で瀉法）、2診以後

は、実が中心だと考え、思い切って合谷、百会、行間に鍼をしています。

　当然、この場合は瀉法です。ところが、面白いことに瀉法の治療で、脈の幅が出てきました。これはどういう意味かというと、さまざまな現象の中で、脾の気陰両虚の現象は、脈に出ています。肝気実の方は問診事項に出ています。また、背候診の一部に出ています。肝気実の瀉法を行い、肝気実を下すことによって脈が出たというのは、肝気実が脾の気陰両虚を押さえていたが、脈診の上で肝気実が減少したということを示しています。

　一般的で単純な瀉法は、実を下せば脈は細く、無力になっていきます。正気の弱りのものを補うと、脈力も出ますし幅も出ます。ところが、瀉法をしたのにも関わらず脈力が出てくるという現象は、現象と本質の錯綜がみられるということではないかと思います。

　北辰会では多面的観察をしています。基本的には現象と本質はつながっていますが、いつでもつながっているとは限りません。たとえば例をあげたように、脈診という現象を取り上げてみても、いつでも本質とつながっているとは限らないし、本質をいつでも分かりやすく代表しているとは限りません。そのため、さまざまな現象を集めて、弁証しようという考えが基本です。

　その中でも、脈診、舌診、気色診、腹診から並列にデータとして出てくるものは、初心者でも、ある程度わかると思います。それはいわば、基礎中医学を読めば理解できるようなものです。

　ところが、この例のように、矛盾現象が起こってくることはよくあります。たとえば虚実の問題です。肝気実の瀉法の治療をしたら、脈の力と幅が出てきた場合は、正気の弱りと肝気実という問題が錯綜していて、脾の弱りを肝が押さえているのです。このように考えると、肝気実をくだすと脾がフォローアップされます。フォローアップされることにより、脈の力が減少していたものが回復して来たのです。

また、食欲不振、下痢、吐き下し、口渇、下腹部痛が起こり、腎兪に温灸をして何とか落ち着いたのは、おそらく一時的な外邪ではなく、はっきりとはわかりませんが、下焦に冷えが入ったためだろうと考えられます。

　その後虚実に迷い、脾兪の補法と百会、合谷に変更してから、食欲などが安定してきましたが、脱毛は止まりません。

　おことわりしておきますが、この症例は研修中の者が治療していたものです。勉強中は右往左往することが大事なのです。しかし、右往左往して結局、わからないということで終わってはいけません。この中から何かを教訓として、何かを得ていかなくてはならないのです。思いきって内関の瀉法の治療に変更して、肝気を下したところ、脱毛が減少するという反応が出てきました。逆にここでは、正気が補われてきたことを示します。

　ある程度病気を判断しても、それではっきりわからない場合は、試し打ちをします。しかし、試し打ちをする際、あっちもこっちもしていたら、どれがどのように効いたかわかりません。北辰会では少数穴で対処しますから、効いたか効かなかったかはっきりします。効いたとしたら、次になぜ効くのかという論理に展開していきます。ここでは、内関の瀉法によってよくなっています。数カ月ほぼ同じ治療を行って、脱毛が止まり、肌肉がしっかりしてきて、全身の産毛も腰部以外はなくなりました。

　約半年後、体重が35kgから41kgに増加し、髪の毛につやが出て、顔に赤味が戻ってきました。

　しかし、肝心要の生理がこないので、院長に診ていただきたいと言ってきました。そこで、公孫にも鍼をするように私は指示したのです。公孫は衝脈を動かして、それに幾分かの正気を補っていきます。肝気実が中心で、脾の気陰両虚を抑えていましたが、脾の方も最終的には治療しなければなりません。

結局この症例では、本質としては、肝気実から、脾の弱りを呈していました。それだけではなしに、脾が単独に弱っていた部分もあったことを証明しています。このように弁証を行っていく必要があります。

　この程度では、まだまだ驚くことはありません。まだまだむずかしい疾患が出てきます。さまざまのことが、ものすごく複雑に絡んでいる疾患です。

　先ほどから診ている脈、舌、気色、腹、背候、原穴、問診事項などの診察項目は、その疾患、あるいはその人の体が現している現象を、さまざまな形でとらえているのです。

　ある意味では、「論理的」な西洋医学とよく似ています。心臓が悪いからといって心電図だけで判断できるかというとそうではありません。血液像とか何か他の検査数値なども調べます。そのような検査結果を重ねて、心臓にはどういうことが起こっているかを判断するのです。その点では同じです。人によっては心電図にはっきり出やすい場合もあるだろうし、あるいは、その他の所見にはっきり出やすいこともあるかもしれません。これでだめならこちらというように弁証論治します。

　右往左往して結局は、このように論理を引き出して、新しい理論を作ります。こういうことが大事なのです。人間はとにかく前向きに積極的に生きていかなければいけません。特に病気治療の場合は積極性しかありません。今、失敗しても次に失敗しなかったらよいのです。失敗し通しで、最後まで失敗だったら、患者さんに申し訳ありません。

　失敗を成功にするにはどうしたらよいのか、その理論を作っているのが、北辰会なのです。

　その後、何回かの治療を行い下腹部の重感が起こり、生理らしきものが少しあったようです。しかし、その後の変化はまだありません（昨年の暮れ）。現在も通院中ですが、依然として舌尖紅刺は顕著なので、恐らく肝気を場合によっては時々下さなければいけないことを暗示しています。

こうしてみると、脈、舌、問診事項などが、さまざまに錯綜しながら、現象と本質のつながりをもっているということがわかります。

症 例 2

■**患 者**　男性、S25年 1 月28日生まれ、48歳。妻、長女（17歳）、次女（14歳） 4 人暮し。身長166ｃｍ、体重68kg。岸和田市在住、 1 人で工務店経営。

■**初診日**　平成 9 年 1 月31日

■**主 訴**　頭痛、前額痛

　もともと頭痛もちで、中学生の頃より25歳くらいまで人込みに出ると、その日のうちに頭痛が起こっていた。アルコール摂取をすると、明らかに発生する。ただし、棟上げのときなど気を張るときに飲むお酒では頭痛が起こることはない。

　ビール 1 本と日本酒おちょこ 1 杯飲むと、翌朝には頭痛が出現します。

　緊張したり興奮したりすると起こりやすければわかりやすいのですが、この症例では大工さんで、棟上げなどで緊張するところで飲むお酒で頭痛が起こることはないといっています。面白いです。しかし、これは臓腑学説できちんと説明できるのです。

　以前からではあるが、週 1 回定期的に 1 日中頭が痛む日がある。以前は日曜日にだんだんと出てきたが、最近は毎週、金曜日になると頭痛が出てくる。

痛みの特徴　痛みがある日は朝から痛むか、朝頭が重い感じがあり、後に痛みが増すことがある。額を中心とした頭の中に熱感を伴った痛み、ただし発熱、拍動、耳鳴り、目眩はなく、吐き気がある。痛みには波が

— 101 —

あり、1時間のうちでも軽重がある。

　増悪因子をまとめると、ストーブなどの近くにいるとひどくなるという。上にのぼせたときの現象です。また、室温が高いのはよくない、これもまた上にのぼせるような感じ。アルコール、人込みへの外出で悪化します。
　増悪因子・緩解因子を調べることは大事なのことです。どういう条件下で病が重くなるか、どういう条件で軽いのか、さまざまな場合があります。先ほどもちょっと負荷試験にふれました。お風呂に入れてどうか、増悪因子になるのか、緩解因子になるのかここが大事なところなのです。正気の虚か、邪気の実かということの一判断材料になります。

　ひどい時には、嘔吐を伴い、自分でむりやり吐くと頭痛が半分くらいになる。

　突き上げるような頭痛が起きた時、むりやりに吐くと楽になる、何かを出したら楽になるというのは、先ほど生理のことでわかるように邪気が排出されたのです。生理前に痛みが出る、生理が起こると痛みが取れるということは、何らかの邪気の存在を意味します。
　逆に舌診のところで述べたように、出血が起きた時に舌が紅舌から淡白のあせたようなものになり、その時に黒い便が出るとひどくなる。これは正気の漏れです。
　何かが出たら楽になる、何かが出ると、悪化する。これは、虚実を見事に暗示する症状なのです。出たら楽になるというのは、何か邪気実があるということがわかると思います。

　自分で無理やり吐くと頭痛は半減する、嘔吐物は、多くは食べたものであり、ない場合は粘液を吐く。入浴により頭痛は半減する。

入浴したら逆にのぼせそうなのですが、この場合は逆です。この人の体の特質は興味深いものがあります。

　全般的には興奮したり、お酒を飲んだりすると頭痛が起こるが、棟上げなどで非常に緊張した場合には逆に落ち着く。お風呂に入ると普通はのぼせますが、この人の場合は逆にリラックスするためか、逆の現象が起こってくる。これも一つずつ説明しなければいけません。お風呂入ってのぼせて、よけい頭痛がおこるというのは、よくあります。しかし、この患者は、こういう特殊な体なのです。そこをまた理解しなくてはいけません。　全体として、のぼせるということがわかります。それが面白いことに湯船に20分から30分つかっても疲労をしないのは相当な体力です。お風呂に15分入ったら、100mを疾走するほど体力がいると、西洋医学では言い、20分〜30分入ったら相当な体力が必要です。これは明らかに邪実が中心ではないかということが考えられます。

　頭を冷やすと、少し楽になるということでもこのことの説明がつくと思います。

　以前、整骨院で頚椎の矯正を受けてしばらくは楽だったことがある。

　これは、一応捨象しておきます。

　その他天候、季節での変化はない。アルコール以外の飲食による影響はない。頭痛の時は、バファリンを飲んでいる。以前はよく効いていたが最近は効き目が悪い。血圧は上が120、下が70くらいで安定している。

■**七情の問題**　　仕事は好きな方で、休みの日自分自身がさぼっているような気がする。本人曰く、せっかちだ。

　要するに、日本人によくある仕事中毒です。

— 103 —

こういうせっかちで仕事をやっていないといられないというのは、大体これだけでも肝気が高ぶった、勝ち気のタイプであることがわかると思います。

〈それ以外の症状〉

■**飲食**　食欲あり、やや大食ぎみ、間食は職業がら日に2回食べる。

■**大便**　1日1行、普通便、残便感なし、こげ茶色で臭気はない。

　便の場合、臭気がないという問題は、患者さんが好き勝手いう場合があります。本当にかなり強い熱証であるならば、便が絶対臭いはずなのです。よく聞いてみると「便というのは、もともと臭いものではないですか」と、反応をする人がいます。そのような意味ではなく、臭い中にも、本当に強い臭いのものと、そうでないのがあるのです。

　問診をそのまま信用してはならないことがたくさんあります。口臭が強いと言っても　「私、全然分かりません」　と平気な人がいます。そのため、患者さんの発言だけをいつも鵜呑みにして、聞いていたらいけません。おかしいと思ったら逆に本当か本当かと聞いて、まあ警察官みたいに、はかせるような根性が必要です。中には言わない人もいるのです。また、はかせすぎても嘘をつく人がいます。人を扱うというのは、難しいのです。簡単に本質を引き出せません。注意したいしてください。

■**小便**　1日8回で普通。

　大体この普通というのは、患者は、小便を見ているかというと見ていないわけですから、自分では普通だと思っているだけです。以前よりは幾らかましとか、少なくなったというのはわかりますが、普通というのは実際はわかりません。実際は牛乳ビンに何杯なのですかとか、いうように聞かなければなりません。生理の場合も女性は普通だというけれども、みな自分は普通だと思っています。何が普通なのか実際のところ女

性は、そんなに詳しく話をしません。非常に難しいところがあります。本当のことを引き出すのには、さまざまな工夫が必要だということです。

　この症例の場合は、透明淡黄色で、尿勢が少し悪い。ボツボツ夜間尿が出てきています。（冬期のみ時々１回）

　この方は48歳ですから、尿の勢いは悪くなっても不思議はありません。

口渇の状態　　口渇なし。温飲冷飲片寄らず、お茶、コーヒー、紅茶を
　飲む。基本的には必要以上には飲まない。

汗　これも普通と言っていますが、先ほどいったようなことがあります。腋下にかくことが多い。盗汗なし。

睡眠の状態　　寝つき、寝起きよし。午後11時から午前６時まで、眠り
　が浅い、時々仕事の夢をみる。

　夢の問題は、実際のところは特に精神科の疾患では非常に重要なのです。本当のことをスパッと言わないことがたくさんあります。その患者さんが本当のことを言っているかどうかということは目の動きで判断をするとよいでしょう。熟練すれば、今、嘘言ったな、本当言ったなということがわかります。

　もう一つわからなかったら、脈を見てください。嘘発見器のように、質問によって脈は変わりますから脈を診ればよいのです。本当のことを言ってくださいといって、ドキドキしたり、目の動きがおかしければ、これは嘘を言っているなということが脈診でわかるのです。胃の気の脈診にそういうことが書いてあります。

　夢の内容は非常に重要なのだけれども、意外と本当のことを聞き出せていないことが多いと思います。

《体表観察》

■気　色　　肝・脾。　　色は赤と黄色。

一般的に肉体労働者の腠理は、緻密なものは少ないです。

■腠　理　　ノーマルで、膏沢あり。唇色はやや暗い。人中は正常である。

■爪　甲　　淡紫。縦筋、膏沢、半月あり。爪甲を押さえると気血の戻りが少し悪い、色の戻りが悪い。

■手　掌　　黄色。手のひらとか、足の裏の黄色は黄疸でない場合は大体、柑橘類、特にみかん類を好んで食べる人に多く現れる現象です。一度これを聞いてみる必要はあります。

■眼　診　　血虚傾向、眼睛は充血。

■舌　　　　暗紅、薄白膩苔、両舌辺が無苔気味で、舌尖に紅刺あり、舌下静脈が怒張している。適当な湿潤で、老嫩片寄らず。

■脈　診　　一息3至半で緩滑枯弦、沈位で有力、脈幅・脈力ともにあり。左右とも押切れず。

■原　穴　　手足ともにすべて左側が虚である。

■腹　診　　両脾募、右肺尖に邪があり、両肝の相火は右の方が邪が勝っています。臍周、両腎、右に少腹急結があります。

■背候診　　圧痛…神道、霊台、右肝兪の一行　　虚中の実…左心兪、左督兪、左肝兪、左脾兪、左胃兪　　実…右肝兪、右脾兪、右胃兪

■空間論　　百会の右上、臍の左下。

　この症例はあまり長いこと治療していないのでわかりませんが、今の状況でわかることは、肝気実は間違いないけれども、同時に心血と肝気の問題があります。

　心血が意外としっかりしているのではないかという予測をつけています。もし心血虚と肝気実が同時にあると、疲れがすぐその場で出てきます。ところが緊張すると症状は出るが、堪えようと思うと堪えられます。

そのため症状が出ないのです。

　心血が弱っていればこのようなことはありません。なにかあるとすぐにへなへなと症状に出てきます。この患者はむしろ、ほっとしたときに出る傾向にありました。ということは、心血の問題がないことを教えています。ここにも現象と本質の問題があります。

　先ほどのように緩解因子と増悪因子の問題が錯綜しているが、整理していくと肝気実を中心とした、心血のしっかりしたタイプであると大体わかったと思います。

症 例 ３

　これは直接私が診ている患者です。

■初　診　　平成９年２月13日。22才♀
■主　訴　　拒食症による体重の減少。
■現病歴
高校１年…友人の彼に太っていると言われショックを受けた。(体重49kg)

　体重が49kgで、背もそれほど高くないけれども、それほど小さくもない状態です。どちらかというと少し太りぎみです。
　自分の彼に言われてショックを受けるのだったらわかりますが、人の彼氏に言われたのがショックだったと言うことは、その彼のことを好きだったのか？ということをすぐ考えます。

高校２年生…体重43kg
大学１年…京都の大学で一人暮らし、自炊して三食きっちり食べている。
　この頃より生理が止まってきている。一人暮らしで淋しくって体重が

— 107 —

38kgまで減少した。

大学２・３年…体重が減るのは恐いが楽しみでもある。体重は、どちらかというと増える方が恐い。コンパ前までには、あらかじめ１kg減らしておく。２回尿が出なくなったことがある。

　興味深いですねこの辺のところは。女心の興味深いものがあります。結局、体重が落ちていることはわかっていて恐いが、しかし同時にこの友人の彼に太っていると言われたことについては少しはましになったのだから、楽しみでもあるなという、女心が出ています。

大学３年半ば…拒食と過食を繰り返す。甘いものが非常に欲しくなる。

　これは明らかに脾の弱りがあることがはっきりわかります。心脾両虚の方で治療をしていました。甘いものをしょっちゅう食べていましたが、止めました。最初はだんだん悪化して、時々甘いものが欲しくなったということは、また悪化したのです。特に非常に甘いものを好むというのは脾の弱りと密接な関わりがあると考えてよいのです。臨床的に間違いはありません。そのため、ここでも脾の弱りがあると言うことがわかります。

　吐くと自分の身につかないので、安心感がある。或いは、吐きたいと思うだけでも嘔吐感が起こる。

大学４年…実家に帰ることが多くなり、食事の量が多くなり、食べるとすぐ吐く。食べ過ぎて気持ちが悪くなる。太るのが恐い、体重30kg。

　これはもう半分機械的に吐いているのではないかと思っております。もう本当に、骨の標本のような身体にサランラップを巻き付けたようです。この若い人は恐ろしい痩せ方をしています。それを鍼で治療すると戻っていきます。

好きな人にもう少し太ったほうがよいとよく言われる。食べようと試みたが食べられない。

　好きな人というのは向こうが好きだと言うことで、この人が好きだということではないらしい。こう思っている精神的なものが微妙です。好きな人はそのまま理解すると、自分が好きだということでしょうが。

現在…体重30kgで拒食と過食の繰り返し。

　健康を考えると少しは太った方がよいと思うが、太るのが恐くて食べられない。せっかく痩せたのに、もったいないと考える。

　それから家での食事は義務的に食べるが結局故意に吐いてしまう。家族の者に無理に勧められると、よけいに食べられない。

　この辺に非常に精神の微妙な面白い絡みが出てきます。

■**七情による関連事項**　　妹は伸び伸びしているのに、本人は長女なので家のものに期待されているのでしんどい。

　性格…几帳面、行動的

　これが実は本質ではないかと思います。お姉さんなのだからしっかりしなさい、しっかりしなさいと責められる。そうだと思って行動しようとするとしんどくなってくる。そういうことがあったのではなかろうかと考えます。いい加減な者にいくらしっかりしなさいと言っても、できるものではありませんが、几帳面、行動的なところもある性格の故に、むりやりやれと言われて、しんどかったということではないでしょうか。

　二便については、

■**大便**　　　３日に１行で普通便で軟便。

■**小便**　　　２時間に１回、少量。淡黄色。夜間尿は１回。

— 109 —

■入浴　湯船に15分トータルで30分、熱い湯に入浴するとスッキリする。

　お風呂に入ってどうかということは、決定的な正気の弱りがあるかないかという判定に使えます。私は、そのぐらい入浴を重視しています。ここで虚実の具体性がはっきりするため、他の面で説明できるかどうかをひるがえって考えます。これは今までの中医学にはなかったところで、自分の臨床経験からそう思っております。

　症例としては多くはありませんが、一つ一つの具体例の中で、虚実の問題、そして、現象と本質がどのように絡み合っていくのかということ、さらに、その絡み合いが、現象としてどのように具体化していくかという問題です。

　これははっきり言って簡単な症例です。もっと難病、重症になってくると、さらに複雑なメカニズムになってきます。しかし、どちらかというと単純で論理明解な症例をキチッと1例ずつ治療していく積み重ねこそが、実は難病治しの基本になってきます。その積み重ねがあって、その後の臨床に生きてくるのです。そして、それを理論化して行かなければなりません。

　現在、私が10人中7、8人を治せるとしたら、皆さん方は5人しか治せないかもしれませんが、理論化したものを学んでいくと、だれでもそこまでできるようになります。そのためにはきちっとした診断と論理を一つずつ積み重ねて、実践していかなければなりません。勘だけではだめです。非常に危険です。こういったことの積み重ねが、北辰会の弁証だと考えていただければ結構だと思います。

■睡眠　寝つきは普通、寝起きは悪い。浅い眠り（12時〜7時半）
■月経　初潮11才。規則正しく28日型から30日型。期間は5〜6日間
　　　　閉止18才。小指大の血塊があった。痛経はなし。色量ともに普通。帯
　　　　下はやや黄色であるが、今はない。
■その他の症状　以前より寒さがこたえる。寒がりになった。

胃がもたれる。手足が冷える。

　先ほどから言うように骸骨の上にサランラップを巻き付けたような体ですから、手の先とか足の先とかにみなチアノーゼというか、しもやけが起こっています。

《体表観察》
■顔面診　　心・肝・胆、色は黄白赤青、腠理は密。
■舌　診　　暗紅色色褪せ、色褪せはわずか、実際はきれいな赤味に近い紅舌。淡紅というよりは紅舌です。白膩苔でしっかりした苔、舌尖紅刺が多い。舌裏は暗紅で少し瘀血。
■脉　診　　一息3至半、滑弱枯で細脉。按じて無力。左右押し切れる。

　この脉診でいう限りでは、虚脉を呈しています。

　痩せると体が冷えてつらくなってきます。そうなると、虚の状態ではないかと思うのですが、お風呂に15分から20分入ってもつらくないということは正気の弱りがあるとしてもひどいものではない、という決定的なアリバイがあります。そうすると実邪が犯人だというアリバイがはっきりしていれば、その他の現象は仮の現象なので、この場合は切りすて（捨象）してもよいでしょう。ここに捨象という概念が使われています。

■爪甲診　　淡白、半月あり、膏沢あり、縦筋がある。
■手　掌　　母指球の周囲に非常にきめの細かいシワがある。

　これも注意していただくと興味深いのです。非常に神経的にデリカシーのある患者さんであればあればあるほど、母指球のシワのきめが非常に細かく複雑です。ここにあまりシワがなくてすっきりしている人は頭脳が単純です。頭が良い悪いではなしに、単純明解な考え方をするのです。これが複雑であればあるほど複雑に考える。そこへ持ってきて妙に

きめが細かいということになると非常に神経質で肝鬱になりやすく簡単に治せません。精神的に誘導しようとしても、簡単に治せないのです。そういうタイプだと思ってよいでしょう。

■原穴診
　　左側の虚──神門、大陵、合谷、陽池、京骨、丘墟
　　右側の虚──腕骨、衝陽、太衝
　　左右の虚──太淵、太白、太谿
■腹　診　　左右の脾募、胃土、右肝の相火、臍周に緊張あり。
■背候診
　　虚の穴処──左右肺兪、左心兪、左右膏肓、左右神堂、左右脾兪、
　　　　　　　　左右三焦兪、左右腎兪、左右膀胱兪、左右肓門
　　実の穴処──右の肝兪、右の胆兪

　　肋骨の上に皮を貼ったような背中からみます。普通の穴の診断では難しいのです。表面はきめ細かい肌で、弛緩していて、中に虚中の実みたいなのもあります。ところが、実の穴処である、右の肝兪、右の胆兪だけは微妙にしっかりしていました。
　　証は一応、肝脾不和と考えました。

■初診の治療　　百会　寸六・8番鍼で置鍼。

　　この治療をして、ほんのわずかなのですが脈が出てきました。まだ吐きますが、吐く回数が減って少し元気になっています。私は、この患者さんに一番最初に何を言ったかというと、「ようするに治りたいのか、治りたくないのか、どっちなのだ」、「治りたくなかったら治療しないよ」と言ったら、「治りたい」と言うので、「もう決心しなさいよ」と言いました。そしたら、「分かりました」と言って帰りました。その後、この患者を治

— 112 —

療したのです。

　ここに述べたようにこれは明らかに瀉法で、瀉法をすると脉が逆に出てきます。

　このことは先ほどの病因病理に近いと考えてよいと思います。

　以上3例なのですが、これからまだまだ症例を主に話をしていきます。

　現象と本質の関わり合い、あるいは本質との関わり合いがどのように現象の中に現れるか、というようなことを繰り返し述べました。

　また、虚実が錯綜して複雑で、簡単にアリバイ崩しができない場合は負荷試験を加えます。それはお風呂にどのくらい入れるかで判断をするのです。正気の弱りがひどくなってくるとお風呂に入れなくなります。

　脉診、舌診、特に舌診はかなりはっきり出てきます。脉診だけでものを言う学派というのはいかに限界があるかと私はつくづく思います。それでもなおかつ脉診でいけるとするならばそれでよし、いつでも私は勝負をします。

　私はこのように多面的観察を行った上で、現象と本質の問題を複雑に絡ませて論議を重ねてきたため、自信を持ってこの医学のすばらしさを教えられます。

（1）各診断法の特徴と評価

　各診断法の特徴と評価の問題にはいります。

　脉診は北辰会では胃の気の脉診を行います。これに関しては虚実の判定とか、五臓六腑との関連については触れていません。出来ないとは言いません。胃の気の脉診の特徴と評価や位置づけは、胃の気の微妙な変化を触知することにあります。

　即ち、治療前と治療後がどのようになったか。たとえば先ほどの肝気実で脾を犯している場合ですが、脉診で脉は細くて気血の弱りを示すよ

— 113 —

うなものであっても、瀉法をすることによって脉が出てきたとするならば、正気を抑えていた邪実が取り除かれて、正気が補われたことが現象として出てきたということを評価するのです。

舌診は、八綱陰陽をみごとに反映します。一般論として真実です。これに関しては否定的なことを言う人もいますが、舌診を否定することはできません。まずは難しいところからするより、むしろ舌診からしなさいとも言います。舌診こそが大事だと思うのです。これから、多分さまざまな流派とコンセンサスを持ってカルテの交流を行うと思いますが、舌診はその共通の診断事項の極めて大切な一つになるだろうと私は予測しています。

舌診は八綱陰陽、特に寒熱虚実、特に寒熱に対しては、ほぼ間違いなく反映します。

特殊的に一部反映しないものがもちろんあります。絳舌であっても、寒証のものもある。反映しないものもありますが、大方のものは反映します。

腹診においては虚実の問題、気の偏在の問題、そして臓腑弁証の問題などを、ある程度暗示します。

背候診というのは臓腑経絡弁証において非常に重要な意味を持ち、とりわけ原穴診に比べれば、臓腑弁証の方に力点がおかれています。

原穴診はそれに準じます。

気色診というのは、これも非常に重要な事項ですが、胃の気の問題を反映するとともに、急性症の場合に、気色がどのように変化するかが、決め手になる場合があります。気色診は脉診以上にものを言う場合があります。

重症の場合、悪性腫瘍やその他の末期のものをみる場合には、気色診が、脉診、舌診以上に大きくものを言う場合があります。気色診も北辰会では重視しております。

その他、爪甲診はいわゆる肝の代行として、血の問題を診ることがで

きます。爪甲を按じて、すぐ血の気が戻る、戻らないを診ます。あるい
は爪甲の色を診ます。（血虚の判定）

　眼瞼の部分が白く、いわゆる貧血症状であれば血虚を想定します。も
ちろんその場合に、問診事項として、血虚の兆候があるかないかという
こともやはり必要です。

　また、慢性の雑病で、体が弱っていた人を治療していくと、髪の毛が
生えるという場合があります。どうしても生えない人もいますが、これ
は別として病気で薄くなったものは戻ります。それと髪の毛の白いもの
が黒くなります。これは興味深いことです。必ず戻る場合は髪の毛の後
ろ（後頭部のはえ際）から戻ってくるのが特徴です。これは精血の弱り
が回復してきた場合に見られる現象であります。そのため、髪の毛もふ
さふさになるはずです。病歴が長いもので、拒む病因があるならば別で
すが。また、精血不足の人はやはり毛が薄くなります。このように各種
の診断法の特徴から、それぞれ評価をすることができます。

（２）　情報の虚実・寒熱錯綜について

　先ほどの症例で述べたように、さまざまな現象、情報の虚実がありま
す。寒熱の錯綜の症例は後にまた症例で述べます。寒熱の決め手は裏証
です。臓腑の寒熱の場合には、口渇と小便と大便の状態が必須です。

　たとえば、内熱があるのに寒い寒いという人がいます。よく西洋医者
が言うらしいですが、「肝臓風邪」というらしいのですが、しょっちゅう
寒がるのだけれども、舌を診ると真っ赤です。これは内熱はあるのだけ
れども、さまざまな臓腑の正気が弱っているために衛気に異常が起こっ
ています。衛気は体表を温めて温度調節をしているので、衛気が乱れる
と非常に風邪を引きやすいし、寒がるのです。

　また逆に暑がりで寒がりというのが多いのです。

　寒がるのだけれども少し暑くなるとすぐ汗をかく。私もそういう傾向

がありますが、この衛気の問題があると、どうしても寒がりという現象が起こります。舌は真っ赤で、飲み物は冷たいものを好み、便秘傾向となってくると内熱なのです。そのため、これは寒熱の錯綜ではなく、熱証は熱証であっても他の問題との関わりで、このような冷えの証が出る場合があります。

　また、肝気実による気滞の場合にも手足が冷えます。先ほどの症例に、女子の拒食症で手足の厥冷というのがありましたが、百会一本で瀉法をすると、手足が温まってくる現象がたくさん見られます。陽気が体内深く潜むために生ずるもので、決して陽気が不足したものではありません。しもやけなども、このことで説明できることが多いと思います。

7　病因病理と弁証

（1）病因病理と弁証
（2）病因病理の証明
（3）幾つかの可能性

　もう少し病因病理と弁証について考えてみたいと思います。我々は、かつて病因病理こそが病の本質であり、その場その場での証というのは病の断面なのだということを言ってきました。これは真にその通りです。その場合の病因病理も、いわゆる単純なものならよいのですが、さまざま複雑なものがあります。

　『医道の日本』4月号（1998）に、心不全の患者の症例を発表しています。これなども病因病理の図をみればいかに複雑な病を治療しているかということがわかると思います。病因病理の複雑性というものは基本的にはさまざまな現象として現れます。そのため、問診事項を中心として、舌診とか脉診とか、その他の診察事項を重ねて、こうではないかああではないかという推論をつけます。

― 116 ―

弁証における北辰会方式の幾つかの問題点

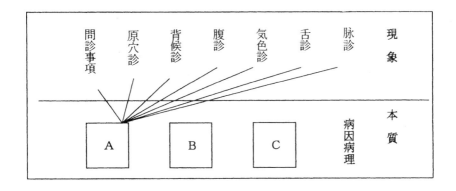

　現象と本質の問題で言うと、病因病理が本質だと考えます。さまざまな現象がありますが、これを組み立てて、本質である病因病理を説明します。
　ですから、Aという一つの組みかたも成り立つし、Bという組みかたも成り立つし、Cという組みかたも成り立つのです。
　これは、同じ材料を同じ分量だけ使ってもさまざまな建物が建つように、こうこう現象があるので、これだと決めつけられないことはたくさんあります。
　我々は臨床をする場合、このような現象があった場合に、これをまとめてAと仮定します。と同時に、またBと仮定する可能性、Cという可能性も考えています。
　この中でどれがより一層、現象から病を本質的に説明しているかということを考えて、やはりAだと決めるわけです。その場合も一つ一つ、こういう現象からAという組み立て構造物を説明する場合に、なぜそうなるかという説明がなされなければいけません。北辰会で弱いのはこの部分だと考えます。
　病因病理ではそうだなと思いますが、それをきちんと説明してくれというと、意外と説明できない部分があります。これは非常に没論理的です。ですから、今述べたように、ここからこういった現象があった場合

にAでもあるしBでもあるしCでもあるとすれば、これは消去法によってBでない、Cでない、やはりAが本当らしいなと、説明できなければいけません。そういう論理をこれからの北辰会は持たなければなりません。

これは病因病理の証明の問題です。これが案外省かれているのではなかろうかと、あるいは説明が足らないのではなかろうかと思います。

それが説明できたとしても、幾つかの可能性があるのに、最初から一つに限定してものを言うのは、おかしいのではないかと思います。単純なメカニズムの場合はよいのですが、複雑になればなるほど、さまざまに説明ができるものがあります。それを最初から決めつけてしまったら、なんであれは治らないのかということになってしまいます。

この場合に、たとえば、あれもこれも可能性があるというものは、丁寧にさまざまな現象を全部挙げてください。私はこの部分に対して治療を始めて、可能性を探ります。これで治れば問題がないのですが、これで治らなかったら、次には、これとこれだというふうに消去法で行っていくと、行っているうちに、たとえば、本質のCであるということが証明されていくわけです。特に難病などの重症の治療する場合には、その可能性が大です。

最初からこうだと決めつけられないことがたくさんあります。ですから、決めつけて行うと矛盾に落ちてしまいます。これから皆さんと一緒に症例検討を中心に、そういった問題を、解決しなくてはいけないと思っています。今述べたことをできるようになるためには、やはり中医学の弁証論治の構造学的な検討が必要です。

弁証論治はどういう構造でできているのかということをもう一回検討してみます。そして、北辰会はさらに体表観察などを加えて、補強し、虚実の判定、負荷試験なども考えています。それをまた高い位置からみて、そういった弁証論治の行い方の構造物が果たして正しいかどうかということを検討しています。

今、幾つかの問題点を取り上げていくこと自体が、このような検討の一つの解答になります。このように一つづつ弱いもの、足りないものを補い、間違った部分を修正して弁証論治は完成の方向に向かっていくわけです。これで完成したというのは、とんでもないことで、まだまだ診断法を発達させる余地はたくさんあるのです。ですからむずかしい病気が治せていくわけです。

　今この幾つかの問題点について何かご感想あるいはご質問があれば、聞きたいと思います。こんな簡単なことではと、恥ずかしいと思わないで遠慮なしに言ってください。北辰会はここが駄目だといわれると非常に嬉しいです。ちょっと、こたえますけれども、しかし私は非常に強い心臓を持っていますからすぐに立ち直ります。それを乗り越えていくのが北辰会なのです。どうぞ遠慮なしに、こういう問題があるのではないかと、あるいはこういう処はどうなのだろうかと。質問があれば。はいどうぞ。

Ｑ：先ほど各種診法の腹診のお話の中で、臓腑の部分がある程度入っていると、おっしゃったのですが、ということは肝之相火とか、脾募とか、ある程度その肝であるとか脾病とみなしてよろしいのでしょうか。

蓮風：まったくその通りです。しかし、これだけでもって臓腑を決定できないだけで、一つの手法とは言えます。だから脾募に異常があれば、大体脾兪に反応が出やすいし、それから原穴では太白に出やすいし、脾の病証である、お腹の痛みとか下痢とかそういったことにある程度反映します。けれども脾募に邪があっても、脾の病証でないものもある。これは先ほどから言いますようにお腹というのは空間的な身体の気の偏在を示す場合があるから、たとえば、右の脾の募に邪があった場合に、腹部の人体の身幹・肢体の配当の考えからして、右の頭とか、右の肩とかに気が片寄っている場合がある。そういう場合も脾募に出てまいります、その場合は脾の病証でなしに空間的な気の偏在を意識してよろしい。重層しているわけです。そういうふうに考えてください。

— 119 —

Q：私も腹診の見方で、外感熱邪の場合に上焦に出るもの、太陽病に出るもの、陽病ですが、陽明、少陽の場合は臍よりも上に反応が出やすい。温病の場合でも、上焦それから中焦から上のものは、臍から上に反応が出やすい。その中でも実傾向のものは腹診でも実の反応として出るのか、やはり表面は虚でありながら下に虚中の実みたいな形で出るのか、また太陽病の中で、桂枝加附子湯のように、一応太陽病なのだけれども、大巨などに反応が出ている例外的なものは、あるというふうに理解したほうがよいのでしょうか。

蓮風：今のは幾つかの問題に渡っていると思います。まとめますと、一つは腹診における体表観察と、いわゆる病証における虚実の問題が比例するかということだと思いますけれども、ほぼ比例すると言ってよいかと思います。それから実の場合は、必ずそういう急性の熱病でも起こっている場合などは圧痛も伴うと指摘しておきましょう。

それからもう一つ、桂枝加附子湯みたいなものは大巨に反応が出る問題は、吉田流の腹診の部位から分かるように、桂枝加附子湯の場合は、邪が、命門の火、即ち、左側の水道帰来の邪を通って臍から右の大巨に入ったのです。こういうふうに出ます。

Q：今の関連なのですが、私も試行錯誤しているのですけれども、気の偏在を診るのに、臍周、臍のところを診ます、その見方なのですけれども、表面が虚していて中が硬結みたいに強いような感じがするもの、どうかすると、まあ触りかたの問題だろうと思うのですが、表面も非常に緊張して、表面から中まで邪が、こう全体的に緊張しているもの、そのまだ見分けがつかないものがあるの

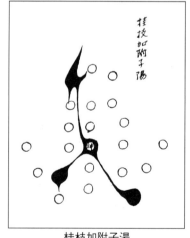

桂枝加附子湯

ですが、そういった差というのはあるのでしょうか。

蓮風：あります。その場合、まず初心者の方を中心に申し上げれば、まず圧痛を診てください。その場合に普通の緊張状態だと出やすいのだけれども 経産婦とか、もうえらいおじちゃんになると弛緩しています。だから皮を引っ張って臍が真っ直ぐになるように引っ張っておいて診ると見やすい。これが1点目。

　それからもう一つ注意しておいてもらいたいのは、よく臍の周辺の浅いところ深いところに動悸があります。それが気の偏在の場所です。それが2点目。

　今おっしゃったことはかなり高度になって中級以上になってくると思うのですけれども、その問題を解決するためには、臍が滑肉門とか天枢、それから大巨というふうに外に広がっているという解釈を北辰会はしております。ですからその外方向に向けて行くとまったく同じ現象が起こる。たとえば右上に反応があれば、右上の滑肉門に、今言うように虚中の実とかまったくの実が出てきますから、そっちの方で見ていかれたらよいと思います。およそ内側の状態もほぼ比例する、というふうにみていただければ結構だと思います。

Q：今日の先生のお話ですけれども、全体的に診たら、虚証のようにみえてその時点における相対的なものでみると実の方に重きを置かれた。その辺のところをなかなか判断がしにくいのですけれども、はじめの話しでは概念的には虚にみえるものが、いっきに覆されてしまいました。そういうような見方はやはり複雑な病気の場合には、やっていかなければならないとつくづく感じたのです。質問というより、まあそういうことを感じたのですけれどもね。

蓮風：確かに長い間北辰会に来られて、今日の話はある意味で衝撃的な話だったと思うのですね。こういうことを、はっきり打ちだしたのは最近ですやはり。さまざまな患者さんを診てきて脉である程度出るものもあるし、まったく出ないものもある。その他腹診でもう一つハッキリし

ないものがある。これをもっと簡単にアリバイ崩しができるかなと考えながらやっていたら、やはり負荷試験にたどり着いたのです。西洋医学では心臓の検査をする場合に、負荷を与えてみて心電図を取ります。これは非常に、にくいやり方だと私は考える。その中でお風呂に入れたらどうだと、いうことで入浴の問題を注目しながら、さまざまな患者さんに突き当たって、何百例も試してきたのです。まあほぼ、間違いないといえるので、今日申し上げたのです。だから、その他のことで当然それが証明されればそれでよい。証明できなければいけないし、虚実が、いろいろと錯綜している場合にどちらが中心かな、ということを見る一つの大きな物差しを差し上げたということだと思います。その物差しだけでよいということではないです。そこに、どういう病因病理があるかということです。それがどのように複雑に現象しているのかということを説明ができなければならない。脈診一つをとっても瀉法をやったらなぜ、脈が太ってきたのかということの説明ができなければいけない。立体構造として説明するための、一つの出発点がいま言った風呂に入れてどうなるかということです。虚実を判定できると非常に病因病理が組み立てやすい。そして現象を説明しやすいということを今日はお話したと思います。

Q：最近腹診を中心に関わって診ているのですけれども、病の虚実が腹部の穴処の虚実に反映してくるかということをお聞きしたいのですが。たとえばその病が熱の部分に傾斜する場合に、左の膀胱に反応が出やすいということは聞いているのですが、たとえば芍薬甘草湯、この前の吉田流の腹診では芍薬の反応が左の大巨に出やすいと。それは、相対的な肝血不足のような、芍薬甘草湯あるいは四逆散のようなタイプの大巨の出方は、恐らく虚で出てくるのだと思うのですが。それとその同じ熱が実熱が主体であっても、営血まで急性熱病が入ってきたときに、あくまでも営血に入ったときは実証なのですね。その場合にその左の大巨に出る反応ですね、もうちょっと詳しくお聞きしたいのですが。

蓮風：ですから急性の熱病で営血に入った場合に、あなたが言うように実がほとんどなのです。最終的には虚になるわけなのですけれども、ほとんど実なのです。その反応は、圧痛が顕著であります。それから腹壁が緊張しております。完璧に緊張しております。その点はもう体表観察を信じてやっていただいて結構なのです。

Q：それで相対的にでるのが虚ですね。

蓮風：そうです相対的な見方としてはね。先ほどからこの質問者の言ういわゆる熱証か寒証かという場合では、100％とは言わないけれども、大巨以下の穴処の陽明経上においては右側に傾いて虚のものは、やはり陽気不足です。 それで左の場合は陰の不足です。したがって左側に出るのは熱、右側は冷えです。それから、天枢の異常として出てくる場合は、左は気、右は血、ということが大体言えると思います。ですから中医学の右命門学説というのは正解なのです。100％とは言わないけれども90％以上はそのような法則に従っています。子どもの発育不良の場合は、ほとんど腎精不足なのですが、その場合は必ず腎兪は、右というよりも左に出てまいります。 どちらかと言うと、陰虚を中心とした腎精陰虚です。

（平成 9 年 3 月本部会にて）

ここまでのまとめ

　ここまで一番最初に原穴の虚実について述べました。原穴診の意義、原穴と背部兪穴の関わりについて、原穴診の取り方などについて詳しく述べたと思います。

　二番目が、胃の気の脈診。胃の気の脈診の意義、これに加えて、浮・沈・遅・数・細・大の脈を考慮しながら診るとさらに立体的に脈診が取れるということを述べました。さらに、皮膚の乾湿の問題も挙げています。

三番目に気色診として、気色診の意義、毛穴の広がりの問題。非常に膝理が細かい方は独特の肝鬱症を示します。特に過敏なのだと述べましたが、これは大事な問題です。さらに、丘疹のことも加えて述べました。

　四番目に腹診においては、夢分流の話から始まって、面と点の問題、それから日本鍼灸古流派について。これは貴重な資料を名古屋から来ている中田美千夫先生が、皆さんに、特別に提供してくれたものです。徳川家に伝わる吉田流の秘伝書『吉田家腹診秘録』に基づいて、独特の邪の出方を学びました。

　この中にはたとえば臍から上の、北辰会の重要穴としては特に天枢。右側には血の問題、左側には気の問題。臍から下の大巨から水道にかけては、陽気と陰気の問題、血と水の問題についてまとめて述べました。

　これによって従来から言われてきた、葛根湯証・麻黄湯証・桂枝湯が腹診によってはっきり違いが出たということにも言及しました。さらには、附子などを入れて陽気を増やすものには、右の命門、右の大巨か水道にかけての邪が中心になる。陰水に関わるものは、左の大巨から水道にかけての邪が中心だという話もしました。

　さらに重要な事は、空間の問題として、傷寒・温病は中医学においては別々の次元のものさしでとらえられてきたものを、この腹診術を使うと、同一のレベルで、病の位置を評価することができ、病の高さの位置、深さの位置があると言うような話をしたと思います。

　次に、5番目の舌診においては、基礎の問題と臨床を結びつけて述べました。

　舌上と舌下では、舌上の色も大事ですが、舌下は特に大切であること。今回も非常に重症の治療例の話をしますが、急性の心臓病、喘息発作などの、順か逆かということを決定するには、むしろ舌の裏の方が重要です。この鑑別は非常に重要なので、苔についても幾つか今までにない展開を明らかにしたと思います。

　六番目にはいよいよ情報処理の問題に入ってきて、多面的観察の評価

の問題、各種鍼法の特徴と評価について、脈診・舌診・気色診、体表観察にはそれぞれどのような臨床的意義があるのか。その評価位置づけについて、ある程度述べました。

また、寒熱錯綜の問題について。今回の難病の治療に取り組むという項目を扱ってきますが、寒熱錯雑、虚実錯雑は非常に重要です。

この部分を見事に解明すれば難病が難病でなくなるのだという、北辰会独特の切り込みかたをしていく重要なポイントになってきます。

七番目に病因病理と弁証について。病因病理と弁証がどう関わりがあるのか、そして、北辰会は病因病理を図を書いて示しているが、図を示すにはそれなりの根拠がなくてはいけないし、病因病理の証明が必要だというようなことを述べたいと思います。

さらにこの病因病理も、さまざまな情報を組み立てると、同じ材料であっても幾つかの建物が立っていくわけです。同じ材料を使っても、病因病理がたった一通りでなしに、二通りも三通りも実際は考えられます。

北辰会では、その中で是非を証明しながら、消去法によって当面はこれが正しいようだというような証明の仕方をしていきますが、その方がより一層論理的な素晴らしい弁証になると思います。

8 難病治療に取り組む

（1）伝統医学に学ぶ－たとえば「癌」、「心不全」疾患の概念

最近、癌の疾患をたくさん扱っていますが、非常に興味深い結果が現われています。

以前も触れましたが、カルチノイドという特殊な癌があります。肝臓癌の末期で、上腹部全体がみな癌の固まりで、膨隆していました。群馬から来た患者です。初診の段階ではまだ元気だったのですが、仕事やそ

— 125 —

の他、身の回りの整理をしている間に体が弱ってしまいました。そして、発熱、食欲不振、倦怠感など悪性腫瘍の独特な症状なのですが、痛みが全身に広がって、モルヒネを飲んでも痛みが取れません。そしては今度はペインクリニックで硬膜外ブロックをしましたが、ほとんど痛みが取れません。

このような患者を、二カ月ちょっと治療して、現在ほとんど痛みが取れまして、体重は余り減っていません。その上、食事は元気な時の９割方、うまくいくと10割方摂れるようになりました。ぽつぽつ食事の味も出てきて、散歩は40分、お風呂での湯船に入れる時間は７分から10分入れます。最初は尿も出なくて、導尿をしていましたが、現在は導尿も取れて、モルヒネのような痛み止めといったものは一切使っていません。

ただ、肝臓ですので解毒作用のある薬を飲んでいるだけで、ほとんど薬に頼っていません。たまに眠れないと睡眠薬を多少は使いますが、他の西洋医学的な癌の治療は一切していません。

この場合も治療がうまくいった理由は、一つにはやはり西洋医学でいじり回さなかったことが大きいのではないかと思っています。

西洋医学は治せない治せないと言いながら、いじくり回します。結局癌に対しては悪いようで、癌が抵抗してきます。ですから、そういう意味でいじらなかったらどうなのかという問題に対して、非常によいチャンスが与えられたので現在、行っています。加えて言えば、脊柱に癌ができて、まだ痛いとは言っていますが、体重も減らないで、元気でいます。

次に乳癌から肺癌に転移した患者です。長径が大体20cm、短径が15cmくらいの大きさの乳癌の固まりです。非常に気の強い方で、手術はできないので手術をしなくてもよいのだと西洋医学に一切かかりませんでした。

というのは、この方の兄弟は西洋医学にかかって全部死んでいるからです。医者にかかっても死ぬのだったらかからなくてもよいという発想

— 126 —

で、癌の腐ったのを自分の爪でちぎって、半分くらいに減らしたらしい。しかし、それが中に進展しまして、肺癌でもって大変呼吸困難になりました。それを私が打鍼と古代鍼を使って治療しました。その晩は全然咳も出ないし呼吸困難もなく、おまけに癌の痛みもほぼ取れたと言っています。かなり効果を上げたといってよいのではなかろうかと思います。

これから癌の治療の話をしますが、正しい診断と相当の技術を持つと、治療不適応が適応になるという話です。逆証が順証になってくるのです。

しかし、これから述べることは、簡単に真似をしてもらっても困ります。やはり、やるからには覚悟が必要です。人ひとりの命がかかっていますから。

現在、日にだいたい４、５人、癌の患者が来ますが、実際私も疲れます。猛烈に疲れますが、治ってくる楽しみがあります。患者さんとともに喜んでいける仕事ということで、努力しているわけなのです。

治療するからには覚悟がいる、そういうお話も含め、進めていきたいと思います。

難病治療に取り組むということは、やはり伝統医学を追究する我々としては、伝統的な考えがどういうものであるか、ということについて、あらまし知っておかなくてはいけません。

『医道の日本』平成９年４月号５月号に、心不全の患者さんの症例が掲載されています。その心不全の患者はみごとに、今はピンピンしております。神経質な方でいろいろ言っては治療に来ますが、心臓に関しては全然発作は起きていません。もっとも西洋医学の見解からは今度発作を起こしたらだめだろうという予告もついているのですけれども、取りあえず、ほとんど鍼で治療しています。そして、非常に成果を上げています。今年の12月位になって健康でいれば、『医道の日本』（平成10年４月号）にそのむね報告したいと思います。もし突然死ぬようなことがあれば、それも隠さず報告することにしています。やはり正直でなくてはいけません。医学というのは絶対に嘘があってはなりません。そういう

中で、特に厳しく診ていきたいと思います。

　今回は、難病に取り組む中で、特に癌の症例の話を進めていきたいと思います。癌についての、東洋医学の考えは非常に古くからあったようです。古くは中国の甲骨文字に癌を意味するものが現れています。簡単に言うとコブです。瘤と言う字ですが、コブができて死に至る。このコブによって病気を起こし、死に至るということをどうも知っていたらしい。このことが甲骨文字の文字に現れる瘤という概念です。

　春秋戦国時代に『呂氏春秋』という古書があります。その古書の中にもやはり癌の記載があります。この場合の癌の発生には、六淫の外邪が影響をするようなことを記載しています。

　次に、『素問』『霊枢』の内経の中にはやはり、筋瘤、筋肉に瘤（こぶ）ができるもの、腸瘤、腸に瘤（こぶ）ができる腸瘤という概念がありました。この中には、「喜怒適せず、飲食節せず、寒温時せず、邪気はこれに勝ち、積聚すでに留まる」（『霊枢』上膈第６８）と書いてありますから、精神的な怒りとか、恐れとか、こういったものを激しく起こすと、こういう病気が起こるというのです。

　あるいは、飲み食いの摂生がない場合、積聚などのような、お腹にカタマリができている例。すでに『内経』の中では、この筋瘤とか、それから腸瘤とかいうものが、筋肉にシコリとしてできると言っています。

　また、後漢の『金匱要略』の中には、胃反という概念があります。

　これはおそらく、食道癌か胃癌のことを示すのだと思います。食べたら上にもどす、入らないと、言うような記載が見られます。

　『後漢書』の中には、「湿、内に結ばれて、鍼薬およぶことあたわざれば、酒を以って麻沸散を服せしめ、すでに酔うて、覚えなきところ、よって腹背を切る」

　つまりそのカタマリが、内臓にできてしまったものは、鍼灸や服薬が効かない場合がある。その場合には、麻沸散と言う麻薬を使います。

　近代では、華岡清州が朝鮮朝顔の麻酔作用を利用して、人がちょうど

— 128 —

お酒に酔って寝ているようになったら、腹背中の方からメスを入れて切れ、という様な記載があります。東洋医学の中にも外科的に癌を摘出したという事実があるわけです。

また『肘後救卒方』、葛洪（261-341）の時代には、やはり海草、昆布やわかめというものをうまく利用すると咽にできた固まりを治すことができるという記載が見られます。

これは現代の食道癌の中期までのものであれば、根昆布を水につけて置くとネバッとした液が出ますが、それを少しずつ飲むと、その癌の部分に局部的に作用して、炎症を取って落ち着けることを確認しています。このようなことが葛洪の本にあります。

唐の時代に孫思邈（581-682）が、さまざまな癌について瘻という概念で説明し伝えています。

また、南宗の陳言（12世紀）の『三因極一病方論』いわゆる三因方と言うものには、骨瘤、骨の瘤（こぶ）、脂瘤、肉瘤、血瘤、あるいは気瘤、膿瘤というようなものがたくさん出て来ます。

『聖済総録』になってくると、癌がどのような形で起こるかということを詳しく説明しています。

さらに張従正や『外科正宗』、また我々の非常に貴ぶところの張介賓、張景岳の『景岳全書』の中ではかなりまとまってきます。

特に『景岳全書』の中では、およそ脾胃不足および虚弱失調の人は、多くは積聚の病ありと述べています。つまり、脾胃の働きが弱って、もともと正気の弱いものには、癌の塊ができやすいと記載しています。

このような伝統的な考え方が、非常に現在の我々の治療の中に役立っています。

即ち、邪気です。気滞、湿痰、邪熱、血瘀などが癌を形成するわけです。

その背後には必ず正気の弱りというものがあります。正気の弱りのないところには、癌は発生しません。ですから多くは、若い人にも癌はあ

りますが、年を取ると癌になりやすいのです。

ついこの間、私が20年前に騎乗していた障害馬が死亡しましたが、やはり尾っぽのあたりに癌ができていました。年齢が高くなると、動物も癌が発生しやすいのです。

しかし若い人でも癌を発生するのには理由があります。これは後ではっきりさせていきますが、癌というものは熱です。火とか熱の概念が非常に重要です。癌は冷えだという人がいますけれどもとんでもありません。温めると大変なことになります。

癌の初期によく補中益気湯や八珍湯あたりを、知ったかぶりの内科の先生たちが出していますが、大変な間違いです。癌の成長を促し、非常に危険なことです。瀉法しかないです。そのことをよく知っておいてください。

だから、どこの癌であっても若い人の癌は非常に速やかなのです。普通は早く死んでしまうのです。年とった人はなかなか死にません。それは、若い人は陽気が強いからです。癌は熱だから、陽に陽を加えるので、早く癌が進行します。

年をとると、陰陽ともに弱り、陰虚ぎみにもなりますが、同時に陽気が弱っているわけです。だから癌が発生しても死亡するのには時間がかかります。

ですから、気を付けていただかなくてはならないのは、肉食をしたり、平生に熱証の方はやはり癌の発生率が高くなるということです。

それで、癌が発生した場合には、どういう食物を与えなくてはいけないのか、どういう食物に気をつけなくてはいけないのかという問題もハッキリしてくるのです。

最近では中医学として『癌治療集大成』という分厚い本、中国のザラ紙に1,200ページもあるのですが、その中で癌の話を展開しています。

その中には癌の診断学として舌診が非常に有効だと記載されています。また、治療法についてもさまざまな治療法を打ち出しております。これ

— 130 —

も参考になります。伝統医学というものをまとめて、その中に癌の診断治療の問題を取り上げているわけです。

我々は、いずれ死んでいくわけです。最近は4人に1人は癌で死んでいきます。癌の疾患がもし東洋医学で治るということになれば、大変な貢献になると、私は思っています。

私の経験でいうと、癌のなかでも、西洋医学が一番不得意とする、肺癌が実は治しやすいのです。少なくとも呼吸困難はすぐ取ってあげられます。大体、胸から上の方に出来る癌は治りやすいのです。脳腫瘍も比較的治しやすい癌です。下にくるほど治しにくいのです。

東洋医学では肝腎の両虚などの下焦に入ったものというのは、特に腎の領域に入ったものは非常に難しいと言えます。西洋医学にはそういう概念はないので、肺癌が一番難しいというようなことを言うのです。

伝統医学について我々はまず認識する必要があると思います。

（2）診断学を優先・予後

重症、難病を扱う場合には、この病気はどのようになっていくか、先が読めないことには恐いです。

特に中期から末期になると、どの疾患であっても、いつ出血を伴うかわからないし、あるいは場合によっては呼吸器・循環器などに一挙に影響する場合があります。こういったことに対して、先々を読めていなければいけません。

肺癌の末期で尼崎（奈良から70kmの処）から来ていた方は、もうぽつぽつ危ないのですが、本人は鍼をすると楽だと死ぬ前日まで来ていました。

太淵に古代鍼を一本だけです。それだけで呼吸が楽になると言って通って来ていました。この場合は、脈診も頼りになりますが、実は気色診・舌診が中心です。

先ほどから述べているように、舌の裏の色がどうなるかが非常に決め

手になってきます。

　少し話が外れますが、脳梗塞になる人は大体、舌がもう紫で色抜けがきついということをよく覚えておいてください。

　ついでに述べておきますが、コレステロールや体にいらない脂が溜まりやすいタイプは、脳梗塞を起こしやすいと覚えておいてください。

　癌が急激に悪化する場合には必ず前もって舌裏が、異常な色を示します。その時は要注意ということです。

　また、脈診における、数脈がポイントになってまいります。

　そして、癌の特異性を勉強しておかなければなりません。肺癌の末期には肺癌特有のどのようなことが起こるか、それから肝臓癌ではどうなるのか、心臓に来たらどうなるのか、こういったことについて、そうとう詳しく分析しておく必要があります。

　それに加えて、癌の状況によってみな個性があります。北辰会なりにとらえてきた八綱陰陽を中心として、どういう段階に入ったかというようなことを診断することが大事です。

　どういう段階かというのは、癌の場合は、いつものことで申し訳ありませんが、正気と邪気が次の図のようにあって、大体癌というものは、私は傷寒でいう少陽病当たりから起こっていると考えております。

　初期の段階では、陽証から入ってきますが、虚実錯雑です。体力がよほど弱らない限りは瀉法を中心にすべきなのです。これは邪気がそれほど強いからです。少陽病のレベルで邪気を上手く治療すると、癌の腫瘍はあるが長生きできるといったことが、かなりできるようです。

　ですから湯液でも、絶対補剤は使ってはなりません。

　私は最近、強力なお灸療法

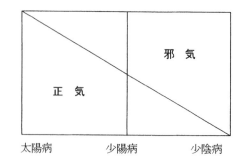

をしています。そのときのお灸の壮数も中途半端にすると、かえって癌
を助長させます。これも気をつけてほしい点で、中途半端は駄目です。

　虚実錯雑で少陽病から末期になると、全く正気を補うだけになってき
ますが、これはもうまったくどんな名人がやっても、おそらく駄目だと
思います。

　ですから、少陽病の虚実錯雑でまだ正気があり、邪気に対して瀉法が
できる段階のものは、どちらかといったら鍼灸である程度適応できると
私は考えています。ですから、脈が急激に細くなって触れ難くなったと
か、脈の変化が動くのが動かなくなってきたとか、食べ難くなってきた
ということになると、虚実錯雑の中でも正気の虚が中心になってきます。
そのようになってくると、もう手のほどこしようがないというのが現実
です。ですから、少陽病のレベルでくいとめるか、あるいはくいとめて、
もう一度正気を充実させる方向に、押し上げるだけの力があるかどうか
が問題です。これが、癌を治療する場合の非常に重要な決め手になって
くると思います。

■予後の問題

　癌の種類と虚実錯雑とがどういう状況にあるかということで、予後が
大体決まると思います。

　このような点で言うと、先ほどの肝臓癌（カルチノイド）の患者さん
はそこそこよいところに持っていっているわけです。踏ん張って、しか
も少し追い戻していっています。取りあえずこういう疾患は最初から治
すという感じよりも、くい止めれば上等なのです。ちょうど、坂道にボ
ールが転がるようなもので、それを止めることはなかなかできないので
す。勢いがついていますから。それをくい止めて、さらに押し上げてい
くことになると、よほど、治療師のパワー、治す力がないことには非常
に難しくなってきます。ですから、中途半端に扱ったら大変な目にあい
ます。よほどのことが無い限りは、腹をくくってやらなければならない

ということになります。

　と言うわけで、癌の種類と虚実の問題で予後の判断ができると思います。これが基本理論です。

　次に、舌診・気色診・体表観察を見る前に、癌の病因病理の話をします。

■癌の病因・病理

　西洋医学では癌の原因をいろいろと言っていますが、我々東洋医学では、まず七情の問題が大きく関わってくることは間違いありません。七情の過不足が癌の発生に大いに関わります。肝と脾のバランスを崩すとよくない。肝が非常に重要な部分になると思います。

　肝と脾のアンバランス、いわゆる肝気が高ぶることによって、脾気が抑えられます。これによって胃の気が弱ってくるわけです。正気、胃の気の弱りですね。これが邪気の発生を大いに促してきます。気滞という、主要な邪気を発生してまいります。

　そこへ持ってきて、飲食・労倦がやはり脾を傷めるのです。

　邪気としては湿痰というものを生じてきます。それから、気滞、さらに瘀血というものが生じてきます。

　また、七情・飲食・労倦、さらには内熱傾向も出てきます。内熱傾向の方はこういった気滞、湿痰、瘀血、これが邪熱とつながっていきます。

　この場合、気滞・湿痰・邪熱・瘀血を結び付けるところの邪気で一番要になるのがこの気滞です。もっとも、我々はもともと気滞病理学説というものを持っています。気滞というものが非常に意識され、癌の場合は特にこの気滞が重要です。ですから、癌になってもアッケラカンとしている人は意外と長生きするのです。そう簡単に死にません。

　ところが癌だといって心配している人はすぐに死んでしまいます。これでもわかるように、この七情の問題が肝にきて、気滞の問題に大きく関与してくるのです。ですから、気滞を常にとりはらうようにすると、

頑固な湿痰・邪熱・瘀血という邪気をチリヂリバラバラにするすることができます。

　それによって、癌を治しやすくします。こういう原理になるわけです。

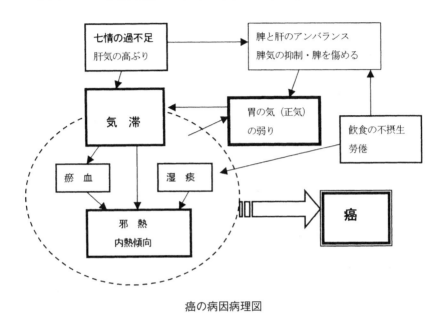

癌の病因病理図

　当然のことながら、気滞・湿痰・邪熱・瘀血という邪気が、正気の弱りを助長します。助長して、それがまたこの邪気を相対的に隆盛させていくわけです。

　これが虚実錯雑の重要なメカニズムです。ですから、邪気を思いっきり取れる段階であれば、邪気を取り除くことがポイントです。

　そういう意味では、百会とか合谷の鍼が非常に重要な意味をもってきます。大雑把に言うと、大体こういうメカニズムによって、癌は展開していきます。

①舌診

　癌を治療していくために、我々は舌診でなにを診ていかなければならないかと言うと、まず、苔があるかないかです。

　まだ体力がある、正気がさほど弱っていない状態のときは、先ほどから言っている虚実錯雑で正気の弱りと邪気の実がどの程度の配分かということを診るためにも、この舌診が非常に重要です。

　ですから、舌質の色がそう悪くなくて、苔がまだ生えている段階だったら瀉法が十分できると一応理解できます。苔を削っても根っ子の方に残るものであれば、やはり、邪気がまだしっかりしています。

　邪気がしっかりしているということは、正気が弱っているかもしれないけれども、邪気をある程度表面に出すことができるだけの力がまだある、と診なければいけないのです。

　舌診においては、苔の有無、それから、苔がどの程度の厚さになってくるかが重要です。

　カルチノイドの肝臓癌などもそうなのですが、なかなか熱が下がらなかった時には、舌中に薄白苔の上に白膩苔の分厚いのが生えてきます。

　ここを何度も削ってみても、簡単に取れません。そのため、昼とか、夕方になると発熱しやすいのです。時には39度くらいの熱が出ます。これは陰虚内熱でなしに、湿熱の邪が関与しているわけで、それを上手く取れるような鍼かお灸を行うと、この苔は放っておいても薄くなります。これによって邪気が消退してきたなと、判断できます。

　正気がまたよみがえって来たということもはっきりしてきます。

　このように、舌質の色、それから苔があるかないか、その苔が分厚いか分厚くないか、を診ることです。

　多くの癌は末期になってくると、ほとんどが紅絳光瑩舌です。一般に紅くて舌上がテカテカの剥げになってきます。これはどういうことかと言うと、正気が邪気に大いに負けて、虚実錯雑の段階から正気がもっぱら弱る段階に入ったということを示します。

弁証における北辰会方式の幾つかの問題点

また、紅絳光瑩舌の中でも急激にこの舌が紅くなると、内熱が非常にきつくなったということです。この場合には、出血傾向があるからです。

その場合に舌裏の、細かい毛細血管をよく診てください。ここに出血傾向があれば、直ちにどこかの内臓からの出血が発生する可能性が大きいということも知っておかなければなりません。

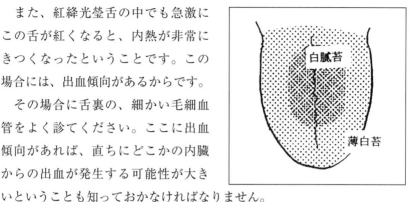

ここで述べたように乳癌・肺癌であれば、多分喀血の形を取るか、内臓の方から一気に、癌の肉芽が剥げて出血する可能性があることを示しています。

ですから、癌の場合、苔があるかないかを観察する。苔があってもどの程度か、だんだんと消退しつつあるか増えつつあるか観察します。

いよいよ虚実錯雑も末期になってきますと、これも剥げになって、いよいよ最終段階に入ってきます。

この場合に急激に舌質の色が濃くなってくれば、内熱が強くなって、出血傾向を伴う可能性があると言うことを示しています。

舌診は癌だけではなしに、特に重症の疾患、また緊急の疾患に重要な診断法となります。脈診などにも出ることはありますが、脈診は緊急時には、だいたい脈が早くなりすぎることが多いので、脈を按じ取ってもあわてていたら、なかなか分かりにくいのですが、舌診は目で見えるために非常にやりやすい面があります。ですから、舌診については、ぜひともマスターしていただきたい。

②気色診

次に気色の問題です。これも順証と逆証があります。かつては逆証であったが、今は逆証とは言えないものがあります。それは、学・術の進

歩ということであります。

　こういうものは相体的なものです。したがって私にとっては順証でも、あなた方も逆証と診ることもあると思います。それは当然なことだと思います。それが、分かっていない部分を一つずつ追っていくとわかってきます。ともに技術が上がってきます。そうすると、癌みたいなものでもぽつぽつ手を出して、そうとうな成果を上げていくということができるようになってきます。

　気色診の場合には、一気に癌が悪化したときに、近くではわかり難いが、遠くから見ると、五臓の配当されている中心のこの鼻の線が全部黒くなります。青黒くなって、非常にいやな色が出てきます。それに敏感な人であれば、玄関に入っただけで、「あかんな」ということがわかってきます。

　人間はもともと、直感を持っていたわけなのですけれども、文化・文明というものを持ち出して、知性を非常に高めていった反動で、感性というものを失いました。必死に患者さんを治そうという中で、感性を鍛えておりますと、だんだんわかるようになってきます。

　それで一番わかりやすいのが舌診、それから次に気色診です、顔色ですね。末期癌でも一気に悪化する場合は、気色の変化の大いなる動きはどうしようもありません。

　もう一つわかりやすいのは唇が黒くなる、あるいは、全く血の気がなくなります。この二通りです。

　ですから、虫の息で生きていて、脈も取り難い、舌を出しても黒く、唇も黒いというのは絶対手を出してはいけません。絶対に死ぬというのが決まっているのだから、ほっといてもこれは死にます。絶対そういう場合は治療してはいけません。

　「あかんよ」と言ってもそれでもしてくれというのであれば、その時はまたしなければいけない場合がありますが。いちおう触ってはいけません、絶対死にます。

— 138 —

我々の場合は、非常に難しい社会的な条件におかれていますから、鍼で死んだなんて言われたら困るので、この場合には手を出さないでください。

　繰り返して言います。気色診の場合には顔の正中線が急激に黒くなる。青黒く抜ける、それから唇の色が黒くなるか、血の気が抜けるか、舌が黒くなる。こういうことで大体分かります。

　正中線の気色が全体に青くなったり、黒くなったものは逆で、ある部分を退けて、全体にこう奇麗な色になる明るい色になってくればこれは順で、良い方向に向かいます。

　現在、診ている肝臓癌の患者もボチボチ良い方向に向かっています。今、顔面の肝の部分の青黒いのが少し残っているくらいなので、良い方向に向かっているということを示しています。

③体表観察

　体表観察ではツボの広がり方で、この病気の進展がどの位置にあるかがわかります。

　先ほどの肺癌の患者さんの例では、左側の乳癌ですから、左側の肩甲骨の内側に異常に発汗が見られます。特に風門から肺兪、魄戸、膏肓のあたりまで、異常な発汗があります。

　これを何らかの処置をして、古代鍼をしてその発汗が止まるということであれば、必ずその人は咳込んだり、呼吸困難が見られます。こういうツボの広がりをよく認識して、これが小さい方向に向かえばこれはやはり順証で、良い方向に向かい出したことを示します。

　これが逆に左ばかりでなしに右の方まで移って全体に大きく発汗が広がって、ツボをどこ触ってもベターッとして平らになってくるということになると、もうツボの反応というよりも、ツボが抜けたことになります。

　ツボが抜けたという表現は面白いのですが、病的な場合には必ずツボがあるわけなのにツボがなくなっていく。平らになって抜けていく、こ

れは非常に危ないということを示しています。

　また、体表観察でも肝臓癌の場合には、大体左右差があるのです。特に脾兪に関連する場所に灸をすえますと、左右の熱さが全然違います。ところが興味深いことに、これを裏肝脾や、それから第一膕兌、第二膕兌にお灸をすると左右差が出ません。

　これは、非常に興味深いことを示しています。いわゆる臓腑を患って、経絡が麻痺しているのです。それが治療が上手くいくと、多分経絡の方に左右差が出てきます。これもやはり順逆の見方です。

　これは、北辰会が営々と築き上げてきた体表観察の原穴診や背候診をよく勉強してここまでくると、こういうことが言えるます。

　先ほどから述べているように、癌は熱です。火であります。中医学では火毒、火の毒だというような表現もしますが、お灸というのは元来陽気で、熱です。ですから、熱が熱に反発するのです。だから癌の患者も重要な穴処にお灸をすえる場合は、必ず猛烈に熱くなければいけません。

　逆に言えば、熱くないところには幾らお灸をしても効かないということです。これは恐らく鍼でも同じことです。こういうことも覚えておいてください。これも体表観察の一種です。必ずその場合の、ひどい部位の関連する兪穴ないしは、一行とか三行とかに反応がでます。

　今、一行というのを非常に重視していますが、結果的には熱と関連があると思います。お灸が猛烈に熱いか熱くないか、これが非常に大事だと思います。その場合には、最低7壮以上です、多ければ50壮くらいすえます。脾兪の一行に25壮くらいお灸をすえていきますが、これが熱をどんどん取っていきます。熱が熱を反発するために、患者が猛烈な熱さを感じてきます。熱くないところに幾ら治療しても治らないという現実があります。

　治療に関わることですが、お灸をする場合には必ず同じ場所を繰り返ししてはいけません。ツボを換えます。これは鍼でも太い鍼を使う場合と同じことで、やはり同じ場所にすると、ツボがある程度つぶれるので

— 140 —

す。そうすると効きが悪くなります。ですから少しずつツボをずらして使います。

　それから体表観察で癌ではないかという場合に、たとえば肺兪を中心に言うと、左の肺兪が、最初は虚中の実という形（第二の虚）で出てきます。それを古代鍼とか毫鍼で上手く横刺すると、左が非常に緊張したのが浮いてきて、右が普通のツボの反応をするという段階においてお灸をするのです。

　明らかにツボの状態が左右でハッキリ差が出てきている場合には、普通の順証の場合には、お灸をすえると熱さに左右差が出てきます。

　逆証のものは、お灸に左右の差が出ません。このことは何を意味するだろうかと考えれば、初心者の方の誤解を招くといけませんが、ツボが深いのです。

　現在、基礎理論を勉強しておられる方に、これを言うと迷うといけないのですが、要するにツボが悪化し過ぎてお灸の熱が到達しないのです。従って左右差が出てこないのです。この左右差が出るまでお灸をする。それで戻らなければ、癌と断定はできないけれども、そのような何か、悪いものができているということを言ってもよいと思います。

　こういう体表観察が重い病気にかかっている、かかっていないかということを把握するのに非常に重要なことなのです。

④脈診

　脈診は、虚実錯雑が出てくるということであれば、正気の弱りが脈診に出ているのか、邪気の実が出ているのかそれを判断しなければいけません。

　古典では、昔からその脈を取るか証を取るか、あるいは腹証を取って脈を捨てるなどといろいろ言っていますが、これは虚実が錯雑しているのです。すべてが実、すべてが虚、というものがはっきり出ていれば、舌診も腹診も全部そろいます。

— 141 —

舌に正気の弱り、虚が出る場合もあります。実はその反対の場合もあります。ですからそういったことをよく考えながら、脉に実邪の状態を示すのは、たとえば急に脉が細かったのが太くなって、昨日から39度からの熱が出て滑大で力が出てくる。そう言うことになると邪実を示しているわけです。湿熱の邪気の熱を取り除くと今度は、脉が細くなってきます。今度は正気の弱りを示して来るわけです。

　時期によって邪気の実を示す場合と、正気の虚を示す場合といろいろあります。ですから、虚実錯雑の病気は治し難いものもあり、その判断がし難いわけです。

　基本は北辰会がもっている多面的観察を、総合的に理解してそれを立体的に理論を高めていけば、その問題は解決するはずです。

　脉診一つを取っても、胃の気の状況を示しますが、特に邪気実を示す場合と、正気の弱りを示す場合はさまざまありますから、今どういう意味でこの脉が大きくなっているか、小さくなっているかということを、判断しないといけません。

　そうしないと、誤診をする可能性があります。ですから取りあえず、脉診・舌診・気色診、体表観察、全部した後で、問診事項を踏まえて、虚はどこに出ているか調べます。

　虚は問診事項、特に自覚症状、脉診に出てきます。邪実の部分は舌に出ています。その他、気色に邪実があるとか、そういったことが見えてきます。なかなか難しくなってきますが、基本は北辰会が今までとらえてきたところの、多面的観察における情報を総合的・立体的に理解して組み立てて、理解すべきだということです。これを行っていれば誤診をすることはありません。

　ここに述べるような邪気による熱がある場合、たとえば脉が細かったのが急激に滑大洪という形で、よくよく按ずると無力なのですが、脉大洪という形を取ってくれば、これは湿熱を示します。ですから高い熱が消退するとともに脉も戻ってくるものです。

— 142 —

もし熱が低温のいわゆる陰虚内熱型の発熱をして、脉が無力の場合には、数脉で脉が今度は細くなります。弦脉を打つというようなことが見られます。

　この場合、今度は正気の弱りによる虚熱という形を打ってきます。ですから、脈診の状況によって、邪気が今どのように動いているか正気が今どうなっているかを確かめなければなりません。

　それも脈診によって、正気の状況を反映しているのか、邪気の状況を反映しているのか考えながらやらなければならないので、大変難しい状況におかれてきます。

　その他、脈診には幾つか特筆すべきことがありますが、次の機会にまた話します。

⑤体重

　慢性消耗性疾患においては、体重の増減は一般的に正気のプラス、マイナスに相関します。

　腹水その他、体の水分が停滞するような病気や、癌などの腫瘍は、一般的に悪化すればほとんどの場合、体重は減少します。

　ですから体重測定が意外と有力になってきます。漢祥院では、このような患者には１週間に１回体重測定をしています。

　測定は同じ秤で測ってください。家で測ったり、診療所で測ったりしますと全然違います。服装も同じ様な服装で測らないと、きちんとした体重は測れません。大体、50歳代の男性あるいは女性で、癌疾患にかかって、中期から末期に至ると多くは５～６ｋｇから10ｋｇくらい減ってきます。

　それがある程度食い止まっていると、痩せたところで、500ｇとか１ｋｇくらいのレベルであれば、食い止めていることを示していることが多いようです。

　このようなことをチェックしてください。

⑥常に病因、病理を描く

　常に病因病理を描くということを私は強調したい。

　同じ病気でも、たとえば癌が少陽病から起こって、まただんだん邪気が強まって正気が弱まっていきますが、その時々における正気の虚実錯雑が、どういうレベルに入っているかということを考える意味でも、病因病理がどうなっているかは、重要なポイントです。

　邪気が隆盛になってきて、正気も大いに弱っているのか、あるいは邪気も盛んなのだけれども、正気もある程度回復しているのか。このようなことも病因病理を常に論理的に組み立てて考えておかないで、知らぬまに弱って死んでしまったということでは困ります。先々を読むためにも、今どうあるのか、過去のカルテの状況を調べて、過去から現在に至るまでの病因病理を描いておくことが必要になってきます。そして、できればカルテにこういう段階に入ってきていると記載します。

　そして失敗に終わろうが、成功しようが、どういう過程を経てこれが悪化したのか、良くなったのか、ということが見えてくるわけです。

　いわば患者さんの病気の現在位置がどこにあるかということを把握する意味で、病因病理を常に描いてください。すると予後の判断も非常に的確になってきます。

　北辰会方式の多面的観察をきちんとつけて、その動向を探っていく限り、この病因病理が描けるはずなのです。

　そうなってくると日頃の臨床レポートでしている応用篇になってくるきます。

　簡単なものは簡単に治りますが、勘でしていると、重症になったり、重い病気で難しくなってくると、何が何だか分からなくなってきます。勘だけではいけなくなってくるのです。その時に困ります。

　だから、北辰会はすべて論理的に斬っていくという立場を取っています。論理的に斬ったうえで勘を働かすのは、それに越したことはありません。まず論理があって然りです。その後、そういう勘や直感の世界が

必要だとも言えます。

（3）持てる治療技術を最大限に発揮

　次に、治療技術に関わる話をしたいと思います。治療技術で弁証論治が高まってきます。どういう治療をしたらどのようになったかと弁証することで。先ほど癌は熱だ、火毒だと言いました。そういうことも実践的に治療をして初めてわかってきます。

　虚実錯雑の初期の段階で、補剤を与えたり、体を温めてみる治療をするのはとんでもありません。このようなことを知るために、我々は持てる治療技術を最大限に発揮します。それから、また弁証論治の問題に立ち返って診断につないでいくのです。

①毫鍼・短鍼・奇経鍼

　そもそも北辰会では、毫鍼治療が中心です。毫鍼にも幾つかあり、一般的な寸三、寸六、番数で言うと、１番から大体１５番鍼くらいまであります。

　毫鍼の中には、一般的な寸六、寸三の豪鍼、極端に短い短鍼、そして一般的な豪鍼と短鍼との中間の長さの奇経鍼などがあります。

　それぞれに皆、ツボの特殊性に応じて、鍼を使い分けます。特に原穴や四肢末梢の浅くて小さいツボに的確な治療をする場合に、短鍼が必要です。長い鍼や太い鍼では、なかなか気の調整がし難いという面があります。

　また、八総穴、十二経絡で言う絡穴を刺す場合に、非常に有利な長さである奇経鍼を使います。大体、鍼体が２cm、鍼柄がそれに相当する長さ２cmくらいです。このような、非常に刺しやすい鍼を作っています。的確にそのツボに補瀉を施せるのです。

　ＷＨＯで鍼の衛生問題が問われていますが、このような鍼を使うと、

片手で刺すために非常に衛生的だと言えると思います。

②韓国針・大鍼・長鍼

　北辰会では我が大阪が誇る、坂井流の鍼術があります。これは大体一寸五分から二寸くらいの長さで、あるいは場合によっては三寸くらいの長さで、太さは大体5番から10番鍼くらいのものです。

　これは、皮をつまんで浅いところに刺していくものです。この術は、将来、初期の段階の癌治療に使えると思います。深く刺さないで浅いところに幾つも刺し、邪気を上に浮かすという方法を僕は将来使えると思います。非常に期待しています。北辰会はそのような長針術も持っています。

　太い鍼では、韓国鍼とか大鍼など、だいたい鍼体の太さが直径1ｍｍから2ｍｍくらいのものをブスッと、場合によっては刺すことがあります。最近はあまりしませんが、大鍼とか長鍼を使うということは、北辰会の特徴の一つなのです。

　これも病気によってはどんどん使えなくてはなりません。肓門などに、直径2ｍｍくらいの太い鍼を刺すのですが、真っ赤になります。

　冬の寒い時に陽気を集めて、腎陽を高めるのに志室などにブスッと刺します。深さは大体15ｍｍくらい刺します。もっとも痩せぽっちで、正気の大いに弱ったものには簡単にできません。適応症であれば、普通の毫鍼では得られないような効果があります。

③打鍼

　打鍼術は、癌の治療に場合によっては使用することもあります。打鍼術を一部使って、現在、治療している肝臓癌などは、お灸でそこそこ治療して、最後に章門の左右の邪気をみて、カンと叩きます。脉が一息6か7至くらいあったのがすっと3至くらいに戻るものがたくさんあります。最終的な気の調整の場合に、この打鍼術が有効になります。

それから肺癌のいわゆる胸郭の痞えを取って、呼吸困難を楽にする場合、両脾募へ勝ち曳きの鍼をして、邪気を払い除け、呼吸を楽にする術があります。

　このようなものも、北辰会が持っている優れた治療術の一つです。

④古代鍼・鑱鍼・三稜鍼

　古代鍼は皆さんはわかると思いますが、非常に浅いところの衛気を動かすことによって治療するものです。非常に治療効果が速やかで、救急の場合によく使われる方法です。

　喘息発作、中風の発作が起こった場合などに、古代鍼でもってスッと治すといったことはよくやることです。

　この古代鍼というのは、衛気の浅い部分を治療するため、非常にデリカシーがあります。その分だけ癌の末期におけるもの、もっぱら補法だけだといった場合によく使うものです。毫鍼ではきつ過ぎて、瀉法になる場合があります。

　このような場合に、古代鍼を使うと非常に有益です。

　鑱鍼、鋒針も使います。

　三稜鍼というのもあります。刺絡を応用することもあります。正気がある程度しっかりした状態で、刺絡でもって、効果を上げる場合もあります。

　鑱鍼というのは、深く刺さないで浅いところの肌表の部分から、刺絡で放血することによって内熱を外に引き出すものです。

　これも非常に有効だと思います。

（4）患者に学ぶ

　さまざまな話をしてきましたが、最後に患者に学ぶということ。あらゆる点で患者さんが教えてくれます。

患者さんをよくよく観察すると、先ほどの舌診にしろ、気色診にしろ、体表観察にしろ、体重の問題にしろ、患者さんはいろいろなことを言います。

　患者さんが言ったことを、患者さんの迷いごとなのだと簡単に思わないでください。意外とヒントがそこに隠されていることがあるのでよくよく聞き出し、診断に使っていきます。

　後はもう患者さんに教わるのだという気持ちで丁寧に治療していきます。病のメカニズムが摑めていない、そして治療の手段が確立していない難病、特に癌などにはさまざまなことを患者さんに教えてもらうということが大いにあると思います。

　以上、難病治療に取り組むということを述べてきました。北辰会の弁証論治の法則性で難病に取り組んでいることを報告したわけです。まだまだこれも大雑把なことで、いちいち細かく症例をもって話をすることならば、さらに長時間かかります。本を一冊ずつ書いていかなくてはいけません。今後、こういった問題に一つずつ取り組んでいきたいと思います。

（平成9年5月本部会にて）

　病のメカニズムがわからない、あるいは病のメカニズムがわかっていても、その対象とする治療手段がないのが難病です。したがって難病が難病でなくなる、あるいは死病が死病でなくなるということが可能性としてあります。

　いかに病気が複雑で治しにくくても、きちんとした病因病理のメカニズムがわかって、それに対応する手段を持ってくれば、私は今やそれが癌であっても治せると言って憚りません。未だ確率としては低いのですが、10年、20年後には必ずやあなたがたと弁証論治の方程式をもって、10人の内5人が治せる時代がくるということを予言します。

　そのためにも私はいろいろな癌疾患の治療に取り組んでいます。癌を

治し出すと、いろいろな癌の患者がきます。昨日も卵巣癌の患者が来院したのですが、治療は、西洋医学、東洋医学のどっちかを選びなさい。中途半端は嫌いだと言いました。放射線をしながら手術をしながら鍼灸治療するのは嫌だと言ったら、もう命預けるからやってくれと言ってきました。それでは、死ぬまで付き合いましょうということで始めました。

この方は西洋医学の治療を受けてないで、まっさらですから興味深いのです。

現在、治療中の胃癌と子宮癌と肝臓癌の患者は、大体成功を収めているのですが、いずれも西洋医学でいじりまくっている人たちなのです。誰かが、癌と戦うなと言っているけど、西洋医学の場合は、癌をいじりまわすから、よけい早く死ぬということがあると思うのです。放射線をしたり切ったり張ったりして、生命力を弱らしているのです。

そうじゃなしに、放っておいたらどうなるでしょうか。

現在、治療中の重症の肺癌患者なども、自分の兄弟が癌にかかって、全員西洋医学の治療で死んだから、もう西洋医学を信じないということです。大阪鍼灸専門学校の米山先生から何とかやってくれということでやり出したのです。かなり重症なので、そう簡単に助かるとは言えませんが、それでも鍼に反応しております。非常に効いていることがよくわかります。

9 虚実挾雑

まず癌のメカニズムを解明するということが大事です。

メカニズムを解明する一つの鍵が虚実錯雑の問題です。単純な正気の弱りであれば、補法を、単純な邪気の実であれば、瀉法というのは、誰にでもわかります。

ところが難病や簡単に治らない病気は、複雑に入り組んでいて解析し

にくいのです。そこが一番大きな問題です。メカニズムを解明できれば、後は我々は癌などの難病に対して鍼灸というアプローチの方法を持っています。

三千年の歴史の中でさまざまな治療術を編み出して来たわけですから、それを選び出せばいいのです。多くはその診断術にあると考えています。それは、虚実錯雑をよく理解して、現在、病がどういう状況にあるか判断することです。

虚実錯雑でも状況によっては瀉法を徹底的に行くべきか、補法でいくべきかを判断する必要があります。特にこれから話す癌などは、初期は絶対瀉法です。補法をやってはいけません。

どこかの病院から癌にかかった患者が補中益気湯をもらったのです。初期の段階ではこういうものはいけません。どんどん癌の細胞が増えると私は考えております。この場合は絶対瀉法しかありません。

それで瀉法を徹底的にして、虚実錯雑からさらにひどくなった場合に、正気を少しずつ補いながら、邪気を下すという手に出ます。さらに最後になって来ると、補法しか効かなくなります。

それは、ほとんど末期です。

むしろ癌に負けた時です。だから勝つか負けるかということは、虚実錯雑がひどくならないで、瀉法がどんどんできる間が勝負なのです。このようなことを理解するために、今回は虚実錯雑の問題を中医弁証学の中から抽出して、整理したものを提示しながら、私の論を展開したいと思います。

（1）虚実錯雑証は以下の状況において出現する

①元々実証＋病邪侵入→正気を損傷
②元々虚証＋正気不足＋病邪
③元々虚証＋正気のある方面の不足→病理産物の結集

一つは、元々実証のところに病邪が侵入して、正気を損傷するという虚実錯雑です。

①元々実証＋病邪侵入→正気を損傷

二つ目は元々虚証であって、さらに正気の不足があって、そこへ病邪が入ってゆくものです。

②元々虚証＋正気不足＋病邪

三つ目のパターンというのは、元々虚証があって、正気のある方面の不足によって、病理的産物が出るものです。

③元々虚証＋正気のある方面の不足→病理産物の結集

この三番目が実は癌のメカニズムを解く非常に重要なポイントだと、私は考えています。したがって大体が重症です。

元々虚証の人が、正気がある方面で不足を生じると、病理産物を形成します。だから、生体の側も邪実よりも正気の虚が中心に慢性的に持っていて、たとえば気虚が起こったために、瘀血を生じるとか、あるいは陰虚が起こったために内熱が生じて、それが邪熱に転化するとか、このようなことが実は癌のメカニズムを解く非常に重要な部分だと私は考えています。

事実このことを実践しながら試すと、それで体が反応して来ますから、大体間違いありません。

それは幾つかの類型があるとは思いますが、将来それをまた本に著して行きたいと思います。それで一冊分書けます。

（２）虚実挾雑証の５の基本類型

次に虚実挾雑証の五つの基本類型を話します。先ほどのは、ある一定の状況下において起こるという話です。

ここで述べますのは基本類型です。

---

① 邪実傷正
② 因虚致実
③ 邪少正虚
④ 上実下虚
⑤ 上虚下実

---

① 邪実傷正
　・ 正気の損傷が軽く、未だ抗邪能力あり、虚証が出ていない→虚実挟
雑ではない
　・正気が顕著に損傷、抗邪能力減退して虚証が出現、一方で病邪が依
　　然として存在→虚実挟雑と呼ぶ

　先ず第一は、実邪傷正という概念です。実邪によって正気が傷られま
す。ところがここで「虚実挟雑ではない」のところが重要なのです。
　正気の損傷が軽く、未だ正気の向上能力があり、虚証が出ていないケー
スは虚実挟雑証ではありません。
　これは、大事なのです。よく間違えるのです。
　なんでもかんでも虚実挟雑という人がいますが、そんなことはありま
せん。
　正気の損傷があっても、軽くてどんどん邪気に抵抗する能力があれば
虚実挟雑とは言いません。先ずこれが大前提ですので理解してください。
　何となく虚実が錯綜すると虚実錯雑と言いますが、未だに正気の虚が
あっても、それが非常に軽いものであって邪気と充分戦えるものは、虚
実挟雑証とは言わないということが前提です。この場合は虚証が出てい
ません。

次に、正気が顕著に損傷し、抗邪能力が減退して虚証が出現します。一方で病邪が依然として存在する場合、これを虚実挟雑証と呼びます。

ここが重要なのです。もう一回繰り返します。

正気が顕著に損傷し、抗邪能力が減退して虚証が出現しています。一方で病邪が依然として存在します。

これを虚実挟雑と言います。

ですから正気の虚がいくらかあると考えられても、虚証が出ていない場合は、これを虚実挟雑とは言いません。

実邪傷正の典型例として次のようなものがよくあります。

Ⅰ）寒邪激しく、急激に陽を損傷するもの

脉沈、四肢厥冷⇒陽虚

同時に寒邪が表の衛気を抑止⇒発熱、悪寒、無汗（表寒実）

これ寒邪直中の場合ですが、寒邪が激しく、急激に陽を損傷するもの、この場合脉沈、四肢厥冷、これは陽虚を示しています。

同時に寒邪が表の衛気を抑止し、発熱、悪寒、無汗。これは表寒実を示します。ですから、発熱、悪寒、無汗は実であるし、四肢厥冷は虚です。

すなわち裏証においての虚証、表証においての実があるわけです。これはよくある現象なのですが、よくある現象と言っても、一般にはあまり見られない、寒邪直中なのです。

山登りして急に寒邪にやられて家に帰ってきてから、高い熱が出た。熱が出ているのだが、手足は冷えて脉沈、そういった場合に多くは死にます。

いわゆる四逆湯の強烈なものを使いますと、これが一気に陽が増してきて、病のすべてが表証に転化して治ります。

この場合の方法というのは、鍼灸治療であれば、関元、気海に多壮灸をします。それでも効かなければ百会へ多壮灸をします。そして、陽気

が回復するならば、脉沈で沈んで力がなかったものが出て来て、熱が徐々に下がってきます。

そして表証を中心としてきた場合に、合谷に強烈な鍼をして一気に外に洩らしてゆきます。

これは虚実挾雑の中でも、実邪傷正と言われるものの一種です。外邪によって起こる虚実挾雑証で、これは非常に大事な部分なので勉強しておいてください。

この場合は寒邪ですが、次に熱邪の場合もよく似たメカニズムを呈する場合があります。

Ⅱ）熱邪が強く、発病当初に陰を損傷する。
　温熱の病邪を感受し、熱毒が強いと病の初期に舌乾、神昏熱盛⇒傷陰
　同時に発熱、微悪風寒、咳嗽、口渇などの実熱の症状
　この場合、虚証を重視します。

　熱邪が強く、発病当初に陰を損傷します。ですから発病当時は温邪でも寒邪でも一般に表から徐々に侵して行きますが、正気が弱っていたり、あるいは邪気が強過ぎた場合、一気に裏の深くに入ってしまいます。

　深いところに入って、しかも表証がまだ存在します。
温熱の病邪を感受し、熱毒が強いと病の初期に舌乾、意識がなくなり非常に高い熱になります。これは傷陰です。

　営血に入った段階です。特に営血の中でも血に入った段階です。

　と、同時に発熱、微悪風寒、咳嗽、口渇などの実熱があります。この場合の治療は、特に陰を傷った営血の治療が重要になります。薬では難しくなりますが、犀角地黄湯などを処方していくと思います。

　この場合は鍼が非常に有効です。鍼灸治療では、三陰交に深い鍼を刺します。そして血海、膈兪など血に係わるツボに深い鍼を刺して、熱邪をくい止めます。傷陰をくい止めるのです。

　この傷陰がくい止められれば、先ず熱が下がりかけます。そして意識

— 154 —

がはっきりしてきます。そして、紅絳舌が回復してきます。この場合は温熱の邪ですが、西洋医学でいう感染による敗血症などは、皆このパターンをとってゆきます。

　初期の段階で上手くやれば、鍼で治すことができます。抗生物質が効かないで危ない場合に、これが効きます。

②因虚致実

　虚のために実を生じる

Ⅰ）正気の不足⇒特定の病理産物を生ずる

　　例えば、　陽虚⇒水気氾濫・痰飲積聚

　　　　　　　気虚⇒血瘀

　　　　　　　脾虚⇒湿・痰

　　　　　　　因虚致実⇒病邪の形成⇒正気が一層虚す場合が多い

　　　　　　（この場合の虚実挾雑証には重症が多い）

　　例えば　慢性消耗性疾患、癌など

Ⅱ）もともと虚証（宿疾）＋外邪（新感）

　　一般には新感を処理

③邪少正虚

　外感の後期に多くみられる。

　激しい邪正闘争の後⇒病邪の大部分は除去されても、余邪留恋

　　⇒正気の回復未完成⇒虚実挾雑を生じる

　たとえば、外感熱病で、

　表より化熱して裏に入り・瀉法処理の後微熱、咳嗽、粘い痰・悪心

　　⇒肺胃の痰熱が残っている（邪実）

　口乾・咽頭の乾燥・食欲不振

　　・精神疲労・舌苔光剥　⇒気陰両虚（正虚）

— 155 —

④上実下虚

　陰虚陽亢・心腎不交・肝鬱気滞＋腎気虚など

　　　　　　　　（上実）　　　　　　　（下虚）

⑤上虚下実

　心肺気虚・宗気不足　　　　　　　　（上虚）

　　⇒血瘀⇒月経障害・少腹脹痛

　中気不足⇒子宮脱・下部湿熱感受

　　⇒陰部の墜脹感・黄色く粘い帯下　（下実）

　今年ほど癌をたくさん診た年はないのですが、よく文献を調べますと、癌について昔の人も相当苦労しています。

　一般に東洋医学は癌についてはあまり知らないのではないかと言っている人たちがいますが、それは文献を勉強していないという証拠なのであって、やはり相当悪戦苦闘しながら治療をしています。

　不思議なことにというか、自分の実践の中でつかまえてきたものは、やはり古人も同じようなことをしてきています。理論が大体一致して来ています。そういったことが今日の話につながってきます。

　伝統医学の凄さは、やはり凄いことを発見したなと思っても、昔の人がすでに言っている場合がほとんどだということです。

　確か島田隆司先生と二人で行ったシンポジウムだったと思いますが、島田隆司先生は、井穴というのは陰経から陽経に移る陰陽の接点なのだという説で解説していました。

　井穴というのは陰経と陽経の起始停止が融合するところだから、経脈と経脈をつなぐ一種の絡脈ではないかと。

　そのため、『素問』繆刺論で奇病を治療する場合には、井穴を使ったのだという論が見事に井穴刺絡で証明されています。

　こういうように臨床家というのは、まったく実地体験で一つずつとら

えてゆくのですが、昔の人たちも、このような理論に達していたのです。

　従来からの古典派というのは、文献など学問を先ず行い、そしてそれに指導されて臨床をしています。

　これも一つの方法ですが、北辰会はある程度そういうのがあることはわかっていても、それよりも先に先ず実地体験、ぶっても叩いても間違いない実地体験の中から出て来た真実を、逆に古典が証明してくれるというような方式を取っています。

　このようなことを踏まえて、診断学を優先して予後の診断をしています。

　虚実錯雑の問題をかなり探っています。

　この虚実錯雑をよく理解しないと、我々は、難治性の疾患に対してほとんど無力になってきます。

　虚実は八綱陰陽の中でも、一番中心だと言ったのは、張介賓であります。陰陽・虚実・表裏・寒熱とありますが、虚実というのが病を分ける非常に重要なものだということを言いました。

　私も臨床をすればするほどそう思います。

　虚実が明確でなく、弁証を正確にやらなければ、どうして病気を治すことができましょう。単純なちょっとした病気だったら、それこそ放っておいても治るし、治療したかしないか判らないような治療で、知らない間に治るということがあるのでしょう。

　しかし、今や鍼灸院も昔みたいに気持ちのよい鍼をやったら患者が来るという時代はもう過ぎ去りました。

　本当にどうしても治して欲しいから来るという、病気らしい病気の患者しか、来なくなって来ています。そういう中で、本当に生き残ってゆくものこそ、私は本当の鍼灸だろうと思います。

　不況の中でむしろ流行らなければいけないでしょう。なぜならば、不況の中で皆ストレスを覚えます。大手の証券会社などが倒れる中で、中小企業の社長はもとより、会社員も皆ストレスが溜まっています。だか

ら病気が多いわけなのです。病気が多ければ医者が流行らなければいけません。にもかかわらず病院や医院、鍼灸院が倒れるのはなぜでしょうか。要因の一つに腕がないということがあると思います。

とするならば東洋医学の本道である虚実の問題を明確にするということが非常に重要になってくるわけです。

10 雑病難病における弁証の問題

今回は雑病難病における弁証の問題というテーマを掲げております。

（1）難病雑病の弁証において、在来の弁証でよいのか

①温病学における衛気営血弁証の応用は

難病雑病の弁証において、在来の弁証でよいのか？

たとえば外感病であれば、傷寒を中心とするものは、六経弁証。温病を中心とするものであれば、温病の営衛気血弁証、三焦弁証。雑病であれば、八綱陰陽、臓腑弁証、気血弁証、正邪弁証というようにパターン化して北辰会ではしています。しかしこの考え方は、まさしく一般論的な問題解決法です。

ことに難病に取り組んでゆこうと思えば、この割り振りは絶対的なものであってはならないと思います。

たとえばある種の腎臓癌の人が来ています。この患者は、腹膜のあたりまで腫脹して、今にも爆発寸前の状態なのですが、その爆発を何とか沈静化させたいと考えています。

出血をみます。ひどい癌は出血をして、多分その出血性ショックで亡くなると思います。かなり長期間に渡って経過を追っていますが、出血がまあまあ（出血がまったくないわけではない）ありますが、死に至る

ほどの出血は、何とか止めているのです。

出血をするということには、幾つかの理論がありました。

・脾不統血、脾の臓が血を統血できないというもの。

・瘀血による出血。

・血熱妄行という出血。

・肝気の上逆によるもの（たとえば吐血や鼻血）。

この四つが大体東洋医学の主な出血の病理理論なのです。この中で癌の出血の理論がどこにあるかというと、全部かかわりますが、とりわけ血熱妄行が、非常に重要になってきます。

皆さん方は温病学を学んだと思いますが、この血熱妄行は、だいたい血分において起こりやすいと言われています。

衛分、気分、営分、血分とありますが、気分という範囲は結構広いのです。非常に浅い衛分に近いものから、営分証に近いものもあります。気分でも営分証に近くなるとやはり出血いたします。

血分に入ると当然出血が起こるのです。この場合は大体深夜起こりやすいのです。

温病学でいうように、胸のあたりに非常に熱感が籠ってきます。

このようなことを判断をするために、今言うように少なくとも気分・営分・血分の邪熱がどれを中心としたものであるかについて理解がない場合には、この止血ができません。

癌の場合はほとんど気分、次に営分、血分とありますが、邪熱というよりは熱毒です。これからまた毒の話をしますが、熱の強い毒性の強い熱邪、これを退治しないことには出血を防ぐ事ことはできません。

このような問題が非常にクローズーアップされるわけです。その場合に必要な理論は、温病学から学ぶことができます。

一般に胃癌・肝臓癌・腎臓癌と言ったら、慢性雑病としてとらえるのですが、その中には営衛気血弁証の鋭い弁証が必要です。一般的な雑病の弁証だけでは無理です。

温病学は熱性病の伝変過程での分類の中になるわけですが、雑病における気分証にしろ営分証にしろ血分証にしろ、見分けられなければなりません。

　私は難病を治療する場合は、雑病は八綱陰陽、気血弁証、臓腑弁証、正邪弁証、これだけでは充分弁証しきれないのではないかと思います。とりわけ、出血性を中心としたものには邪熱がどのレベルにあるか、それは従来の弁別法ではちょっと難しいのです。

　これには是非とも温病学の学問が導入されなければなりません。このように臨床というのものは、学問を要求してくるのです。

　面白いことに日本では、温病学はあまり発展しなかったと言われています。しかし、日本の中でも、確かな臨床家は温疫論について勉強しています。

　自分はこれだけの病気を治すのだと言ってしまえば、それは必要ないかもしれません。熱性の病気を自由自在に治そうとすれば、当然学問の必要性があるし、その学問があってこそまた病気が治せるのです。だから古方派とか日本の後世派とか言っていますが、このような理論を知らんふりしてやっている内は、その程度の腕なのです。

　だから本当の臨床家というのは、何でも治すためであれば、いろいろな学問を必要とするのです。

　中医学を我々は学んでいますが、同時に中医学の中味を自由自在に使う。さらには、皆さん方が弁証の問題を展開しなくてはなりません。

②虚実各証におけるステージの問題は？

　同じ気虚証、血虚証という概念でも、ステージによってレベルが全然違います。ちょっと息切れがするという程度の気虚から、便所に出たり入ったりするだけでシンドイ、ちょっと動くと動悸が打つなど、同じ気虚でも、全然レベルが違うのです。

　従来の中医学でいう気虚証、血虚証の概念が大雑把すぎて、これでは

— 160 —

もう一つ臨床に使いにくいのです。そうなってくると、北辰会はそのようなステージを持ったレベルを、これから考えてゆくことになるのです。これが治療をスムーズにし、そして治療の更なる効果のある方法を見つけ出す手段になるわけです。

　そのため、温病学における衛気営血弁証の応用というようなものは、癌性の疾患、出血などを防ぐのであれば、血熱妄行が中心であるから、この血熱妄行の邪熱、熱毒が、どの程度あるかということを研究しなくてはならないと思います。

③脈拍と検温、また排尿の意味する予後診断の弁証
　次に脈拍と検温、または排尿の予後診断の弁証という項目について話してみようと思います。

　北辰会は胃の気の脈診を行っており、実であれ虚であれ、硬い脉を嫌いますが、その次に嫌うのは数脈です。この数脈がどんな病気でも落ちついてくればいいのですが、逆にどんな治療をしても落ちつかない、エスカレートしてゆくのであれば、これは実であれ虚であれ逆証です。

　最近、もう嫌というほどまた思い知らされましたが、この脈拍という問題は非常に重要です。

　さらには検温です。体温がどのように推移するかという問題です。今年正月に亡くなった中村順一氏の記録が一部残っていますので、この問題を少し考えてみましょう。

　中村氏は、1月20日に亡くなっていますが、12月11日からの検温の大雑把な推移をグラフに表しています。（グラフ①参照）その上、満月と新月がこのグラフに入っています。これが生体にかなり関与しているようです。

　将来、内経気象学、特にこの満月と新月の問題が人間の体にどれだけ影響するかということを調べて行きたいものです。

　できたら皆さんの体で毎日、朝昼夜と決まった時間に検温していただ

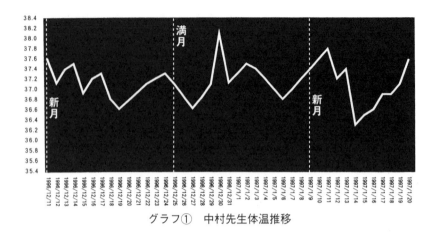

グラフ①　中村先生体温推移

いて、グラフに取っておくとよいと思います。

　すると、満月と新月とで体温の変化が、多分法則的に出てくると思います。

　中村氏は、体温が上がり下がりしていますが、新月にやはり下降気味です。

　この方は肝硬変で亡くなりましたが、肝硬変も一種の慢性消耗性疾患の一つで、必ず熱が出てきます。熱が出て一定のところまで来て、急激に下がってきます。

　１月14日辺りが下がって、急激にまた上がります。これも一つの危険な状況を示します。上がり下がりしながら全体として一定の体温を保つ方向であればいいのですが、ある日突然、急激に下がってきます。一定の体温があったのが急激に下がるというのは、もうまもなく死が近いということを示している場合が非常に多いようです。そのようなことがやはりこの中に見て取れます。

　脈拍は取っていませんでしたが、ついでながら、尿素窒素量とクレアチニンのグラフを見てください。（グラフ②③参照）

　西洋医学の数値も、我々の弁証論治の病因病理と見事に重なって来ま

弁証における北辰会方式の幾つかの問題点

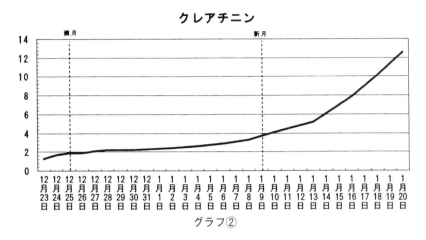

グラフ②

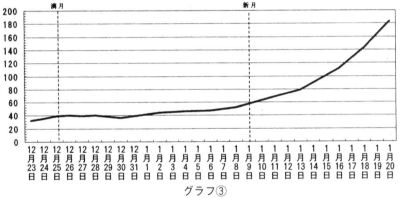

グラフ③

すので、これも興味深いです。

　肝硬変というのは、最終的には尿毒症みたいになって亡くなるわけですので、したがってこのクレアチニンや尿素窒素量が増えると、悪いということはわかると思います。

　12月23日から亡くなる日までの記録で、段々数値が上がって来ます。ですからこの１月の13日、14日あたり、これと先ほどの体温の上がったり下がったりと比較すると（グラフ①参照）このように一致します。

— 163 —

検温で急激に下がったところと、クレアチニンが急激に上がってくるのとは、見事に法則性があります。これはまた同時に尿素窒素量の問題もあるのです。

　西洋医学のデータも生かしかたひとつです。13日も同じように10日から14日にかけて急激に上がってきます。これと体温が急激に下がってくるのと一致しています。

　ですから体温というのも、西洋医学のデータをみても、このように因果関係があるかどうかということが、非常に興味深いところです。

　次に数脈の問題について言えば、これが進めば進むほどやはり逆に向かって行きます。この脉でも落ちつけばよいのですが、先ほど言った腎臓癌の破裂しそうな患者、こういうのが時々数脈になったり落ちついたりします。

　数脈が実気味にどんどんひどくなって、手がつけられないということがはっきりしてくれば、これはもう患者さんに通院させては駄目だということを暗示しています。このようなことが脈拍一つでも判るし、先ほど言うように体温でも判ります。非常に興味深いです。

　次は、排尿の問題です。排尿の問題はさまざまなことを含んでいます。特に尿の診断学ではチベット医学が非常に進んでいます。チベットでも尿を取って1日溜めて、それを振ったりかき混ぜたりして、その泡の出方とか尿の混濁などで、さまざまな診断をします。

　重症の疾患を扱えば、尿の出方を研究しないといけません。

　いろいろな難病がありますが、エリテマトーデスという病気があります。

　以前、12才の女の子がいて、最後まで治療して亡くしてしまいましたが、これも尿がかなりいろいろなことを教えてくれました。

　大体、気分証の熱が蔓延して出血したり、さまざまなことを起こして亡くなってゆくのです。その気分証の熱がどの程度、動いているかということを、観察することは非常に重要だと言ってよいでしょう。

— 164 —

これが尿の量でわかるのです。気分に邪熱があり、熱毒が強い場合には、尿が出にくいという傾向があります。そして気分の熱が上手く冷まされると、尿が非常に増えるということがわかっています。

　ところが気分の熱がだんだんとひどくなって、それが営血分に入ってきて、営血分に完全に入ってしまって気分に無ければ、逆に尿は出ます。

　エリテマトーデスの女の子、現在、生きていたら20歳くらいですか、この子はある程度ステロイドで治りましたが、それ以上は鍼で治してくれと言ってきました。病院から出て来た時は、一日量の尿は400CCから500CCしか出なかった。

　それを、私が気分の熱を対象とした治療をすることによって、大体1000CC近く出ました。

　これは、気分の熱を鍼で下げていったことを示しています。気分の熱がひどい場合には、尿は減少する傾向があります。

　ところが営分証や血分証の場合はそれに関与しません。温病学でもそうでしょう。

　血分証に入ったら、逆に口渇はあまりないのです。口渇もひどくないし、それから尿に全然影響がありません。深過ぎるのです。

　口渇と尿の問題は、非常に深くかかわってきます。このようなことから言えば、脈拍や検温、それと排尿などが意外と平凡ですが、さまざまな臨床的な意義を持つのです。

　このようなことについて、北辰会はこれからどんどん研究したいと思います。

　現在、『舌診アトラス』はあるけれども、『ウンチアトラス』はありません。尿もやはりカラーで研究する必要があると思っています。

　病気によって、さまざまな尿の色があり、量の問題もあります。それから粘りや、泡が立つか立たないかなど、非常にさまざまな問題があるようです。このようなことを研究しないといけないし、ウンチの状況、量と色と質とそういうものをもっともっと研究する必要があると考えて

おります。

　それから、虚実の各証によるステージの問題は、脈診や舌診、いわゆる問診所見における症状を上手に重ねて行くことによって、五段階くらいに分ける必要があると思っています。これによって、全然治療法が変わってきますから、そのあたりを研究する余地があると考えております。

④歴代各医家の意見は
　これは先ほどの伝統医学に学ぶということと共通していますので、省いてもいいと思います。

⑤従来の脈診・舌診・腹診・その他の体表観察の位置づけ
　特に雑病難病における位置づけは非常に重要です。まず絶対的な病の方向づけ、すなわち順か逆か。そういうものは、先ず気色にはっきりと現れて来ます。それから舌診にも出ます。

　脈診はその都度その都度の相対的な順か逆か、どういう方向に出るかということを、時間的なポイントで示す兆候があるのですが、また同時に絶対的な方向としての順か逆かというものをも示します。

　もう一つ重要なのは、体表観察です。特に最近では私は、夢分流腹診の胃土の邪がどの程度動くかということに、興味を持っています。

　現在、癌の疾患の人がたくさん来ておりますが、手を乗せるだけで、皮膚、肌肉がフーッと緩んで来るのが観察されます。その場合に冷たい手で触ったらダメです。あったかい手で触ると、フーッと緩んでくる。大した時間は必要ありません、五分もたたずに緩んでくるのです。

　これが10分たっても20分たっても、また打鍼をやろうが全然緩まないのは、絶対的な逆証と言ってよいと思います。

　癌だろうがなんだろうが、これが動く間は治せる見込みは充分あることを示しています。ですからずっとそういう状態であれば、安心していればいいが、ある日突然動かなくなって来たら、やはり危険ということ

です。そういう意味では脉診よりも先に出てきます。

　皆さんが重症患者を何とかしようと思うのならば、体表観察の胃土の邪がどの程度動くかをまず診ることです。ある程度動くのであれば触ってもいいけれども、全然どうしても動かないのであれば、たとえ肩凝りとか頭痛にしても、触ってはならないということです。

　これは非常に明快な事実です。そのくらいこの夢分流の胃土の診断というのは、的確です。脾募から肺先、それから胃土、このあたりを際からずっと触ってみて、緩むか緩まないか。その緩み方も表面は緩むけれども、深いところは全然緩まないとか。これも困りものです。

　表面だけでも動く間はまだいいのですが、表面も深いところも、全然動かないとなると、絶対に駄目です。これは恐ろしいことです。

　その次にいまだ良好なのは、表面は緩むけど、深いところは緩まない。しかし、これもやはり要注意です。一般に、表面のお腹の皮がなめし革みたいに全然反応しないもの、そういうのはまず駄目です。

　舌診も非常に重要な診断法ですが、一つ二つ落とし穴があります。

　それは血虚で内熱がある場合、血虚が強ければ、舌は白くなり赤みを示さなくなります。淡白舌と言った場合には、普通は陽虚か血虚を示しますけども、その場合に血虚がひどいということがあれば、内熱があっても舌には出にくい場合があります。白と赤だから。血虚がきつければきつい程白くなります。そこで内熱があっても、それが消されてしまうのです。

　そうすると、淡白舌、血虚だけの舌を示します。こうなってくると、かなり複雑に立体的に考えておかないと、舌が白いだけで血虚だというようには済まない場合があります。

　内熱がいったいどこにあるか、あるとしたらそれがどの深さにあるかという問題を診断する術が必要になってきます。

　そういう意味で舌診をもっと様々な情報と結び付けて診ておかないと、一面だけ診ていると、とんでもない過ちをおかすことがあります。

— 167 —

また、体表観察で言えば背候診のツボが沈みきっている場合、どこを触っても沈んでいるというのはやはり危ないのです。

ある程度触ったり鍼したり、お灸をしたりしてこれが浮いてくればいいのですが、何しても浮いてこないというのは、気がやはり動かないということです。どんなにピンピンして元気であっても、かなり重い段階に入っていると考えられます。

絶対的な順逆というのは、気色、それから体表観察などが非常に重要だということを繰り返し述べます。

⑥毒の概念

次に、この医学では毒という概念があります。

最近手にした本で『毒証論』という本があります。

『毒証論』という本にどういうことが書いてあるかというと、病気の原因というのは、六淫七情、あるいは内因、外因、不内外因などについてです。

その中で、病因病理は正しいのですが、そのレベルが違うのだと。レベルが違うと、同じ風邪を相手にしても、一般に風を鎮める治療を、あるいは風を散らす治療をやっても、どれでもとれないのがある。熱邪があっても、普通の清熱法ではとれないのがあります。　これを熱毒というような概念で表しています。

あるいは湿の毒、湿毒。あるいは瘀血の非常に強いもの。瘀毒という概念で呼んでいます。

そういう毒概念について理解を深めないことには、いわゆる癌とか重症の雑病と戦うことができません。病気を治そうとすれば、このような学問の要請が必要になってきます。

毒について学問的に竹内一志君、後藤りゅう君が調べてくれたので、少し話します。

清熱解毒の毒とは何かというようなことで調べてもらったのです。

— 168 —

『黄帝内経素問霊枢』における毒の概念

1）語義を調べる。

『素問霊枢』においては、毒を以下の幾つかの意味に使用しています。

　　1．外界における病をもたらす邪気

　　2．薬物の偏性、あるいは峻烈で猛烈な性質を指す

　　これなどが『霊枢』で言っている毒薬という概念です。人間の体で病気があると、これは毒なのだと。毒を制するには毒薬でやるのだと。そのような考え方が出てくるのです。

　　3．激烈な薬品を用いる治療

　　を毒だと言っているのです。

2）毒が使用された箇所を調べると、

　　『素問』32個所、『霊枢』10個所にそれぞれ毒の文字が見られます。

　　　　『黄帝内経詞典』(天津科学技術出版社)

　その他の「毒」に関連する語句からの推測で、『温病学辞典』（中医古籍出版社）にこういうように書いてあります。

　「毒」に関する語句を幾つか列挙してみます。

　例1　熱毒という概念は、陽熱が鬱結して毒を形成したもの。

　例2　湿毒というのは、湿気が鬱積して毒を形成し病になったもの。

　例3　火毒、火熱の邪が鬱して毒をなすこと。

　これでみると、それぞれの熱毒、湿邪、火邪とかがありますが、それがより強烈になってきて、人間の体を阻害する因子の強いものを毒という概念で呼んでいるということがおわかりになるでしょう。

　つまりある邪が鬱滞することにより、その悪性度を進行させた結果、形成されたものと推測できるだろうと、書いてあります。

　ですから、六淫の外邪とかなんとか言いますが、この毒という概念になってくると、相当頑固なものです。普通の治療では取れません。したがって今度は解毒という概念が出てくるわけです。

先ほどの熱であっても、熱毒であれば清熱解毒という概念でこの医学は伝統的に扱ってきたわけです。清熱解毒ということで言えば、薬方では皆さん方も知っているように、黄連解毒湯というのがあります。

　これもエリテマトーデスに適用する薬だと思いますが、黄連解毒湯というのは、気分の幅広い、営分に近いところまで治し、また衛分近くの気分の熱を全部取ってしまいます。

　一般の方剤学には、五臓六腑の熱をことごとく取るというようなことが書いてあるのは、そのためです。

■清熱解毒について

　清熱解毒の主要方剤は、清熱、瀉火、解毒の効能を持ちます。

　三焦の火毒熱盛、上中焦熱毒熾盛、大頭瘟などの熱毒熾盛に適します。これらに対して清熱、瀉火、解毒の効能を持ちます。

　これはお多福風邪や、丹毒などは皆熱毒が原因としています。

　ですから、中国では日本脳炎なども、一つの火毒、熱毒だとしています。

　それは元々瘟疫病から来るのだと言います。それを冷ます術があれば、病気は治せるとしています。

　清熱解毒というのに、最近、凝っておりまして、さまざまな疾患に応用しているのです。少し話してみます。

　まず、清熱解毒というのは、少なくとも気分の幅広い熱を取るということです。

　アトピーの話がありましたが、真っ赤になってなかなか赤みが取れない、そしてカサカサになる、これは風です。その風の根源は熱なのです。だから風をある程度取っても、また風が出てくるのは、熱邪が取れてないことを示しています。

　そう言った場合に、清熱解毒法をして赤みが取れる術があります。どのようにして鍼でするかということをこれから述べてゆきます。

　つい最近では、足におできができて真っ赤に腫れ上がっていた例があ

― 170 ―

ります。承山のあたり、下腿の裏側全部が腫れ上がっていました。それを清熱解毒の鍼をしたら、その日の晩に化膿したところから穴があいて排膿し出して、３日で治ってしまった。

老人の痒い痒い（血虚生風）も一つの熱証ととらえれば、清熱解毒で数回の治療でこの痒みが消えます。

このようなことを利用して行くと、急に目に炎症性の疾患が起こったり、場合によっては緑内障の強いもの、あれも一つの火毒と考えれば、清熱解毒で一気に痛みとか腫れとかの炎症が取れてきます。

西洋医学的にいうと、炎症性の強い、あるいは伝染性の強いもの、ウイルスなどではなくて、炎症が激しくて簡単には取れないというもの、そういったものに清熱解毒は非常に効果があります。

もう一つ面白いのは、なんでもかんでも使ってしまうけど、歯茎が腫れてどうしても治らないから歯医者に10日も通った例です。そこで、歯医者さんは通常通りの抗生剤を使うのですが、一向に効きません。１週間10日もたって、歯医者さんはあなたの体は抗生物質が効かない体なんだなと言い出した。

そこで、これは面白いというので、先ほどの清熱解毒の考え方でやってみたら、やはり１、２回で皆腫れが引いて来たのです。抗生物質よりもよく効きます。こういう熱毒を冷ますという概念を持ったということ、これはすごい知恵です。

この医学三千年の歴史の中では、さまざまな病気にアタックして、治らなかったら新しい概念を作って、そこから今までの学問を集大成しているのです。

ちょうど私たちがさまざまな難病に取り組んでいるのと同じで、治らなかったら治るまで勉強して、そして学問を要求しています。そして、古典を調べると学問がちゃんとあるのです。

伝統医学というのは、素晴らしいです。西洋医学というのは、新たに新しい分野を開拓しているけれども、古い文献を調べてもそれはないの

— 171 —

です。

　この医学の三千年の歴史が、基本的な問題は大体解いているわけですから、そう言う意味で古典の勉強というのは、非常に大事です。

　この清熱解毒もまだまだいろいろな治療をしましたが、使用方剤は黄連解毒湯です。

　王燾（670?-755）の『外台秘要』、中国の唐代の方書です。唐代と言うと、今から一千年以上前です。一千年以上も前にこんな概念ができていたのです。

　黄連解毒湯を作ったということは、気分における邪熱が取れなくて、それを何とか解毒して取ろうとして、さまざまな解毒法を試してみたら、これができたのです。それがもう中国の唐代にできているのです。

　この考え方ですると、丹毒だろうが破傷風による炎症など全部これで行けます。

　それが鍼でもできます。これは実に含蓄があるのです。

　気分は気分でも、たとえば石膏剤、白虎湯とか白虎加人参湯などは、気分にいきますが、狭い範囲で気分の熱を取ります。ところがこの黄連解毒湯の場合は、もっと幅が広いのです。

　アトピー疾患によく石膏剤を増す人がいますが、これは全然分かってない証拠です。

　と言うのは、なるほどアトピーにおける気分の浅い部分に関しては、石膏剤中心でいいのです。ところが深くなって来て、もう同じ気分でも営分証に近いようなものは、石膏では効かないのです。

　しかし、分からない人は石膏剤をただ50グラム、60グラム入れるだけなのです。それではいくらやっても熱は下がりません。邪熱、あるいは熱毒の深さを知らないからそういうことになるのです。このようなことがだんだんと読めてきます。

　上中焦熱毒熾盛に対しては、宋代の『和剤局方』の中に涼膈散というのがあります。胸膈にある邪熱、熱毒を取るという意味で涼膈散です。

これは宋代の方剤です。

ですから同じ清熱解毒で気分証であっても、特に胸膈あたりの熱毒を除くのです。その専門の薬なのです。

次に大頭瘟、これはお多福風邪の一種と同じですが、お多福風邪などには、普済消毒飲を処方しています。これは李東垣が作っております（『東垣試効法』）。

このように、どの温病学の文献でも以上の三法が主要な方剤として配備されています。明清の時代に温病学が発展したといいますが、『外台秘要』の手法を使い、『和剤局方』、宋の時代の薬を使ってしているわけです。ここに伝統の深さというのが思い起されるでしょう。

明清に発達、ついこの間、発達した学問ですが、全部伝統医学を使ってしているわけです。非常に深いものを感じます。

いつの時代から出現したのかは不明ですが、清熱解毒の概念はやはり温病学派の概念から出て来たと思われます。ほんのついこの間できたのです。しかし、その淵源を辿れば、黄蓮解毒湯にたどり着きます。

『外台秘要』の中には清熱解毒という概念は出ていないが、黄蓮解毒湯ができているということ自体、すでにその考え方があったのです。

清熱解毒という、直接の概念ができたのは明清以降ですが、これはやはり凄いことです。

この血分の熱について、あるいは血分証というように書いてあります。

癌疾患の出血などは、営血分、気分の営分に近い部分で出血します。このあたりをやはり良く理解しておくと、癌やその他さまざまな出血を防ぐことができます。

この判断をどのようにするのかは、難しいのです。これからまた北辰会は、一つずつ編み出してゆこうと思います。少なくとも、今分かっていることだけはお教えしたいと思います。

営血分に入っているものは、肝の相火に出てきます。特に右側です。

それから気分証一般にあるのは、胃土に出ます。

しかし、明確に気分証、営分証、血分証を分けなさいというと、未だわかりません。

　ですから、おおざっぱに、熱証では胃土の方を中心に出ているのがあれば、気分の熱です。肝ではなしに、胃土が中心です。

　基本的に、緊張状態、腹壁の緊張状態で邪を知るのです。もう一つ高度になってくると、掌で、特に労宮あたりに、熱感ではなしに冷えた感じがなければいけません。

　ある先生が癌疾患は冷えるのだと。どうしてかというと、そのあたりを触ると冷えているからだと。これは、違うのです。

　何十年もやっているとわかってきます。結局、体表に触れて冷えているというのは、本当の冷えもある。だけど熱の場合にもなぜ冷えるのか。

　気というのは温煦作用があるから、気が動いてあったかい。気が動かなくなったら、すなわち気が停滞するところは冷えているのです。

　しかし、そこの奥底に熱があるかもしれません。

　緊張状態もよく診なければいけませんが、同時に労宮でもって体表の浅い部分に冷えがある部分に気が停滞しているということがわかります。そう言うことがわかります。

　ついでに、営分証と血分証を明確に分けなければならないのですが、今のところはおおざっぱに営血分と呼びます。営血分に入った邪熱とか熱毒を冷ますのは、なかなかこれも難しいのです。

　現在、考えられている療法は、血海三陰交が非常に重要になってきます。それから重いものであればあるほど、章門が必要不可欠になってきます。次に行間、これは涼血止血法の一つになってきます。腎臓癌などは、行間左右を診ますと、左側に必ず熱があります。井榮愈経合の滎穴です。それに熱感がこもっています。これは熱感です、はっきりと。このようなことがわかると思います。

　これは血熱妄行なのです。

　大体、温病学でいうと、血分を中心としたと言いますが、実際は営分

証でも、気分証の営分に近いところで出血してくるので、うっかりはできません。

　ですから、こういうことが本当にきちんと弁別できていれば、出血が防げるわけだし、出血して来てもある程度くい止めることができるのです。伝統医学はそういうことをちゃんと教えてくれています。

　話があちこちに行っていますが、毒の概念、なぜこういう毒の概念が出て来たかということが大体わかったと思います。

　邪気のはなはだひどくなったもので、普通の邪気ではないという場合に、毒という概念が出現するわけです。だから単なる熱ではないと言ったら熱毒ですね。

　単なる湿邪ではないという場合なら、湿毒という、あるいは単なる瘀血ではないとしたら瘀毒という言い方をしています。

　そしてそれに対応する治療法があることを覚えておいていただきたい。

⑦解毒の対象は

　清熱解毒の対象は、と書いてありますが、清熱解毒というのは気分を中心とした広範囲の熱のことなのです。

　これは黄連解毒湯という薬が中心になってきます。それから、涼膈散もありました。その中で中心になるのはやはり黄連解毒湯です。この黄連解毒湯という薬で、私はまた一つ閃きがきたのです。

　黄連解毒湯はどういう薬からなりたっているか。黄連、黄芩、黄柏、山梔子たったこの四味なのです。一般的に言うと、一つ一つ皆清熱剤なのだけど、なぜそれが解毒まで行くのか。幾度も考えたのです。

　そして、その黄連解毒湯を粉にして、それに白色ワセリンを混ぜて膏薬を考え出したのです。それを各榮穴に塗って実験しています。私も現在、４日くらい、毎日足の榮穴に塗りますと、足の榮穴の熱がとれてくるのがわかります。

　これが誰にやっても効くのであれば、ツボにそういう膏薬を張りつけ

て効かせるという術をこれから編み出せるわけです。

　熱いお灸をやらなくても、充分に効く術が見つかってきたということも言えるかもしれません。

　アイデアマンですから、次々と考え出しますが、そのヒントを与えてくれたのは東京の小高中医クリニックの先生です。この方はもう一つ面白いことを本に書いています。

　たとえば癌の末期には腹水とか胸水が起こるが、その場合、十棗湯などを飲ませたいけれど危険で飲ませられない。そういう時、膏薬にして、たとえば薬であればお臍に置くと、結構効くということです。だから胸水、胸に溜まっている場合は、十棗湯を軟膏にして膻中に朝昼晩に少量塗りなさいと。そうすると取れるというようなことが書いてあります。

　彼らは経絡経穴について専門家ではないから、発想が単純なのです。私たちの場合は、熱を泄らすのなら、滎穴を使ったらどうかという発想が出てきます。それで、しばらくの間、漢祥院に来た人は皆塗られました。実験台にされました。

　この黄連解毒湯というのは、粉にするとどんな色をしているかというと、全部真っ黄色です。黄連、黄芩、黄柏、これ、皆黄色という字が入ります。入ってないのは、山梔子、すなわちくちなしだけなのです。ところがくちなしを叩いて潰して粉にすると、黄色なのです。

　これだ！と、私は閃きました。

　五臓六腑の中で何が解毒をするのか、それが見えてきたのです。

　その次のヒント。その清熱解毒にあった文、古来からの経穴文献を調べると、霊台とその横にある督兪を使っているのです。どういうことで清熱解毒だったかというと、いわゆる昔の人は丹毒とか大頭瘟、お多福風邪の熱が取れないものに、そのツボをどうも使っていたらしい。

　そういうことが文献で分かったので、早速使ってみましたら効きますが、もう一つ私は閃いたのです。先ほどの黄連解毒湯と重ねて。霊台といえば、『素問』の刺熱論ではどこの熱を取るのか。そう、脾です。

しかも、霊台の両側の督兪を取ります。名前は違うけど、これ督脈に関係あるから督兪ということもあるのでしょう。脾の熱を取るのに、両側なのです。

　ですから私は、霊台と督兪を横刺し、しかもうつ伏せにして脊中と脾兪に横刺します。すると、黄蓮解毒湯にほぼ近い働きをして、しかも黄蓮解毒湯みたいな、薬による副作用のようなものは、全然出ないのです。

　霊台と督兪で清熱解毒が効いたか効かないか試したかと言われれば、先ほどの年寄りの痒みとか、明らかに熱性のものに、霊台と督兪を使わないで、脊中と脾兪だけを今度は使ってみたのです。結構効きます。

　しかし、霊台と督兪を使って、さらに脊中と脾兪を使ったほうがよく効きます。

　これを応用して今、実はクレアチニンが8くらいあって、まもなく人工透析をやらなくてはいけない患者に応用してみました。

　どのくらいの段階までクレアチニン濃度が大丈夫かはっきりしないのですが、大体6から7くらいで息が上がってくるのです。それを防ぐ術に、どうも使えそうなのです。

これは黄蓮解毒湯からヒントを得て、そういう患者に対してもう一つ強力にやるためにはどうしたらいいのかと考えたのです。これも論議ものなのですが、接骨と胃兪を使ったらどうだろうか。そうすると、脈が固くならなくて、速くならなくて、そして案じて滑脈が取れるのです。ですから、慢性腎炎から腎不全に移行する段階には、やはり熱毒とか湿毒が関与しているということがわかります。

　ここはまた、よく効くが、危険度があると思えば、五番鍼くらいで横刺してください。上から下に。腹が痛いものなどは、今言う気分の熱に関与しているのは、なんでもやってみてください。

　藤本漢祥院には一日百人くらい来ますが、材料は幾らでもありますから、1日の内に何十例と出すことができるわけなのです。それを使ってどんどんやったので、間違いありません。さらには皆さんもどんどん使

ってみていただき、報告していただきたい。

　気分の熱、熱邪、あるいは熱毒の強いものに対しては、非常に有効な方法です。これは将来の難病治療に、胃癌などさまざまな癌疾患に応用されると思います。

　面白いことに、鍼でいう霊台－督兪、脊中－脾兪へ鍼をやったのと、お灸でやったのとどう違うか。効果がちょっと違うようです。これも使い分けてみるといいようです。

　お灸でも結構、清熱解毒ができるのですが、鍼とはちょっと違います。そのあたりも研究を重ねてまた話してみたいと思います。

⑧鎮痛と止血

　次に少し、鎮痛法を話してみたいと思います。

　これは癌性の痛み（後でまた論文を書こうと思いますが）に対して西洋医学では大体どのようなものに対しても同じような治療をやっているようです。

　重いものはモルヒネでやっています。モルヒネというのは、痛みを取るけれども、眠ってしまいます。決して鎮痛ではありません。鎮痛というのは、痛みがあったのがなくなったというものです。眠らせて意識をなくすことと同義ではありません。

　ところが鍼灸を使うと、それができるのです。『ほくと21号』の巻頭語に書いてありますが、カルチノイド肝臓癌が、痛みがほぼなくなった状態で亡くなったのです。

　痛みがなくなっただけでも、それだけでも大きいことです。後谿、神門、心兪のお灸でしたわけです。

　話すとまた涙がでてきますが、自分の娘の癌性疼痛を鍼で治すことができたのです。これは後谿に独特な刺しかたをやると、熱邪みたいなものを感じて来ます。絡みついて来たら、それを取るようにして旋捻、雀啄を繰り返すのです。そうしますと、痛みが取れるのです。その鍼を編

み出すまで、痛みがどうしても取れませんでした。

　西洋医学ではボルタレンを40粒。非常に危険な薬でもあるし、何とかして鍼でできないかと行ったわけです。

　それもボルタレンは、2時間かからないと効かないようです。ところが鍼ですると、10分もたたないうちに楽になったというのです。その時痛みを取ったのが後谿の鍼だったのです。私は、30分で治療を終えて、休むことができました。その都度、痛みは出て来たので治療をやったのです。

　癌性の疼痛などは、痛みにもさまざまな原因があると考えられますが、ほとんどが熱毒が中心です。瘀毒で治療するものもありますが、大体熱毒、そして実痛です。その実痛を取ればいい、熱毒を取ればいい。それが後谿です。

（平成9年6月本部会にて）

より正確なカルテをとるために
～いかに正しい情報を得るか！～

より正確なカルテをとるために
～いかに正しい情報を得るか！～

　北辰会方式の診療に簡単な盲点があります。それは、望聞問切を行って、弁証の過程をへて病因病理の段階に行くのですが、皆が一番失敗するのはここの段階なのです。

　正しい情報を取っていないから、弁証してもあまり意味がなくなってくるのです。なぜ、正しい情報を得られないかという話を今回は徹底的にしてみます。

　正しい情報を得たら情報処理、そして弁証論治、どういう治療をするかということになりますが、その前段階で正しい情報を得ていないわけですから、それが非常に問題なのです。

　丁寧には取っているのだけれども、それがあまり弁証の中に生きてこない。

　ですから、ここで先ず正しい情報を得るためにはどのような問診、ノウハウが必要かということをテーマに話を進めたいと思います。

1　患者さんは問診者の意向に沿っていつも正しいことを述べているとは限らない

　これが先ず大事です。どうも患者さんの言う通り、それはある程度は聞かなくてはならない、聞かなくてはいけないのですが、患者さんがいつもこっちの意向に沿って正しいことを言っているとは限りません。だから、我々はカルテを見ても、どうも奇怪しいぞと疑ってかかるわけです。一言で言ったら、患者さんの言う事を鵜呑みにするなということで

— 182 —

す。では、なぜ患者さんが正しいことを言わないかということについて、三つ挙げています。

①患者さんは自分の主訴にこだわる。

「先生ここ肩が痛いのです、肩だけ」というような感じでやってきます。患者さんはそんなものです。それを治すために、いろいろ聞くのだよということを噛んで含ませるように言わないと、もう自分の勝手なことを言います。もう酷い場合はわけの判らないままでカルテを付けて行くことになります。これはもう労多くして益少なしです。

ですから、患者さんというもの自体がこういう傾向にあるので、それを何とか修正して聞き出すということが一つのポイントです。

②知られたくない内容があることがある。

これだけは知られたくないなあという、そこをごまかそうとするけれども、上手に問診をすると、これは何か奇怪しいな、何かあるなとわかります。だんだんと裏を取って行くのです。警察の捜査と一緒です。

そういう意味では警察はよくするじゃないですか、思い込み捜査というもの。皆さんがやっているカルテの取り方は、どうもそういう思い込みがあります。

加えて患者さんの思い込み、それから問診をする側の思い込み、この二つの思い込みの相乗効果によって、この相乗効果によってとんでもない情報を記載しています。

ここが大事なのです。問診する側も、問診される側も思い込みを取り外さなくてはなりません。

素直になって素直になって、患者さんを本当に救うのであれば、自分が先ず素直にならなくてはいけません。思い込みでこうじゃないかではなくて、素直になってください。素直になってしていると、患者さんもだんだんとこちらに素直になってきます。患者さんが素直でないという

— 183 —

ことは、自分が素直でないということです。

　鋭い質問もよいが、自分の方に向けておけよという話をしました。

　そのように人は見えるけれども、自分が見えない、それが人間なのです。

　でもそれが人を治すのです。

　だとしたら、一ランク上がらなくてはなりません。

③自分の主訴に関係ないことには無関心である。

　ですから、いくら聞いても、「先生もうここが痛いのだから、ここが苦しいのだから」となります。それを何とかなだめて、「いや、それを治すためにね、一見関係ないようだけれども、東洋医学ではこういうことを聞くのだよ」という式で、噛んで含ませるようにして行かなくてはなりません。

　1回で取れなかったら2回かけても取らなくてはなりません。

　漢祥院の場合は非常に忙しいので、大体できた順に取らせて、どうもこれは臭いなと思ったら、それを突いて「もう1回やれ」というようにしています。

　それから女性カルテにしても、患者さんに付けさせていいのですよ、付けさせていいのですが、一つずつ本当ですか本当ですか、これどうなのですかって、問いたださなくてはならないのです。

　逆に自分の主訴に関係することは、オーバーに表現します。もう息も絶え絶えの状態で、ひどい気虚に見えるのですが、そうではないということがあります。

　患者さんはわかって欲しいためにオーバーに表現します。それが患者さんなのです。

場合によっては病を重く表現することがあります。

　たとえば肩痺です。肩の痺で外感がどの程度影響しているかなどを質

— 184 —

より正確なカルテをとるために

問します。その時に風邪を引いたか、冷えるとどういうようになるかと、それから雨天とか湿気の時はどうか。このようなことを聞くと、患者さんは「先生とにかく痛いのだ」と言います。しかし、こういうことによって一つずつ病の本質が見えてくるのだから、これはきちんと答えてくださいと言わなくてはなりません。

それから主訴にこだわるという点から言えば、自分で勝手に病因を付ける場合があります。ひどいのになると被害妄想で、あの人に会ってから、何だか肩が痛くなったと言うこともあります。自分の好き好みでアイツが悪いのだと。何だかそう思ったら自分が気が楽になるのかもしれないのですが、これは人間の心理で、病人の心理です。

べらべら喋るからといって、何も問診の資料になりません。本人の愚痴とか被害妄想的なことをべらべら喋ることもあります。それを何とか矯正しなければならないわけです。

お腹が痛いとなると、どうもあの人とトラブッてからお腹が痛くてと。本当の場合もありますが、関係ない人を結び付けて、アイツは嫌なヤツだからアイツのせいだと言う人がいます。

もう一つの具体例で言うと、年寄りで友達が亡くなってしまって葬式に行って冷えてから後体が調子悪くなったような場合。そうではなく死んだことが気になって肝鬱でイライラしているのです。けれども本人は葬式に行って体が冷えたからだと言うわけです。

こうしてみると、患者さんがこうだと言ったからといって、これはかなり問題があるのです。

本当かどうか、一つ一つ証拠を挙げなくてはなりません。本当に冷えてなったものなら、お風呂で温まったらどうなるかとか、そういうようなことを聞けばよいわけです、本当に冷えだというのなら、冷えをちゃんと証明してからなくてはなりません。それをしないで、ただ患者さ

— 185 —

んが言ったからそうだと言うのでは、もうはっきり言って素人の段階です。プロというのは、そこを見破ってなぜそうなるのか、そして何で患者さんは嘘みたいなことを言うのかというところまで、思いを馳せなくてはなりません。

　すると、その人の心理状況からなにかまで、全部見えてくるわけです。

　それから知られたくない内容があるということですが、たとえば、「あなたこの頃太ったね」と言うと、女性は絶対に怒ります。ところが女性を怒らすと、本当のことを言うのです。こういう心理を知っていますか？

　本当に怒って治療に来ない場合もありますけれど。そこまで怒らせないで、適当にちょっと怒らせてみる。そうすると、本当のことをポロッと喋る場合があります。「そういえば先生この頃気になることが多いから、食べるとスッとするのですよ」というようなことを言い出します。これはストレス喰いです。

　こういうように工夫をしなくてはなりません。

　問診して正しい情報を得るために、工夫して聞くことです。

　大体人間というのは欲望が満たされないと、何か他の方法で欲望を満たそうとする傾向があります。ストレス喰いなどは、その最たるものです。その他に行く場合もあります。最後のまとめにまた出てきますが、人間とは何か、病人とは何か、そして自分がその病人さんを診ているけれども、自分も正しいかどうか。思い込み捜査をやっていないかどうか。鋭い質問は自分に向けよ。たまには人に向けてもいいでしょう。しかし、自分自身がやっていないかどうか。これが非常に大事なのです。

　その他、知られたくない内容の中には、恋愛とか家庭内のトラブルなどが含まれます。家庭内のトラブルなどというのは、あまり言いたくないのです。ないですか？　と言ったら、はいないですと丸を付けると、

とんでもないことになる場合があります。

　そういう場合は直接本人に聞けなかったら、付いてきたご主人に何かあるのですか？　とか、それから友だち、紹介してくれた友だちに聞いてみるとか、息子さんにあなたの身体のことについて聞きたいから、ちょっと息子さんよこしてよとか。そうやってちょっと屈折して行くと、本当のことが徐々に見えてくるのです。

　病気のことが、実は自らの犯罪性が引っ掛かっている場合があります。犯罪性という言葉になるとかなりキツイのですが、法的に引っ掛からなくても犯罪性をしている場合はたくさんあるわけです、人間というのは。すると、それをごまかして本当のことを言わない場合があります。

　具体例を出すのはちょっと恐ろしいから余り出しませんが、結構あります。

　そういうどうも隠していることがあれば、それをそっと上手いこと聞き出すように工夫してください。

　ケースバイケースです。本人から何とか聞き出せる場合もあれば、本人からどうしても聞き出せないことはたくさんあります。だからそれは屈折しなくてはなりません。

　主訴に直接関係ないことは無関心と言いましたが、この間こういう患者さんが来ました。喘息でハアハア言っているわけです。問診で「どうや」と言ったら、「ジッとしている時は楽だけど、動くとすぐに苦しくなる」。そこでこれは奇怪しいなあ、いろいろな点から診てどうも奇怪しいから、１回歩いてみなさいと言ったら、確かにゼイゼイ言っていますが、スタスタスタッと歩いてくるのです。本当に正気が弱って、いわゆる気虚型の喘息なんかであれば、先ず音が聞こえません。していても、喘ぐような音の小さい、しかもすたすた歩けません。

　この点からいうと、患者さんは自分の身体のことをオーバーに言って、

しんどい、しんどいことを訴えたいわけなのです。それはその通りなのです。けれども、それがどの程度のレベルのものか、今いうように、じっとしていたら楽、動いたら苦しい、それは観察しなくてはいけません。ただ患者さんが言ったからそうだでは、だめです。それは薬局漢方で丸つけ方式です。そんなものでは弁証ができません。

この間、Ｆ君にそのような話をしていたら、先生そう言えばご主人の前に行くと何かしんどそうになります、で、離れるとすっすっと動く。この観察こそが大事なのです。

人間とは何か、病人とは何か。そういう中での我々は問診をしているわけなのです。だから患者さんの言う通りをやっていたら、それはとんでもないことになります。

おまけにそのオバチャンにいろいろ聞いてみたら、それだけ息苦しい喘息を早く治してくれという割に、薬を何十種類も飲んでいるのです。しかも、煙草を一日４０本吸っていました。そんなのあるわけないでしょうが。そこから先ず疑ってかからなくてはなりません。

すると、動いた時シンドイとかなんとか言っても、確かめなくてはなりません。

確かにゼイゼイ言うのです。でも動くことによって痰が動いたために苦しくなるだけで、気虚によるものじゃないわけなのです。じっとしていたら楽なのは、痰が動かないからです。

そう考えると、静止時にどうなって、動作時にどうなるかと言うことで、それを形式的に虚実を分けることはできないということがわかるでしょう。

形式的にやってはいけません。問診事項がどういう意味でやっているかということを、よくもう一回カルテというのはどういうものか、『実践から理論へ』のパート２の中に、詳しく書いてあるはずです。何のためにこういう問診をやるのか、そのことをもう一回悟って、一から出直してください。

— 188 —

ついでにこのオバチャンでもう一つ言うと、お風呂２５分間入ってたらたらやっているらしい。おまけに仰向けに寝させると、スッと仰向けになれるのです。

毎回言うように、虚証であろうが実証であろうが、本当にひどい喘息の場合は仰向けに先ずなれないのが通常なのです。

そんなことから、総合してみると、そんなに重い病気じゃないのです。しかも、まあ皮膚の毛穴が細かかったし、怖がるから、古代鍼で３回ほど治療したのです。たちまち症状がよくなってきていました。

しかし、旦那がいけませんでした。妙に優しいものだから、必ずハアハアやるのです。ああいうタイプはやはり旦那の方に耳打ちしておかなくてはいけません。「あんたちょっと知らないふりをしなさい」と。「大事にし過ぎていると、嫁さんは病気をするのですよ」と。そういうことですね。

今回の話はちょっと面白いでしょう。どうですか？

その次に重要なことは、

④感覚的に鈍感な人がいる。

普通だったらこうなるはずなのに、全然もう何も言わない人がいます。それで、関係なしというところに丸を付けたり、それからそういうことを無視したりすると、とんでもないことがあります。

その人が正常な感覚をある程度持っているかどうか、そこから疑ってかからなくてはなりません。これは良くあります。

この感覚的に鈍感な人は、自分で鈍感だと思っていないから、その辺りをこちらが講釈しなくてはなりません。

たとえば督脉上の圧痛が絶対出ているはずなのに、全然感じないという人もいます。

本当は感じているのにそういう表現をしているのか、とにかくこっち

の思うことと全然外れているのがたくさんあります。

　それはそういうつもりで理解してやらなくてはいけないのです。

　実際には苦痛があるはずなのに、あまり言わない人、先ほどの症例は反対です。

　すると、どこで証明して行くかというと、脈診とか舌診とかその他の体表観察で絶対動かない証拠をつかまえてしまうことです。

　そしてこれが本当に効いている、効いていないということを鑑別をしながらすると、自信をもって患者さんに対処することができます。そして正しい情報を得られるでしょう。

　また、鈍感なのだけれども、こっちが質問したことに対して正確な反応ができない人もいます。

　こちらがこう言っているのに、とんでもないことを言う人がいるでしょう。とくにオバチャンに。あまり言いたくないけれども、中年のご婦人は何を考えているのか判りません。

　こういう人たちがいますので、よほど上手に問診をしないと、とんでもないことを証拠にしてしまう場合があります。

⑤心と体と魂は一体であるが、相対して独立した現象を示すことがある。

　これを逃避現象と言います。絶対良くなっているはずなのに、いや、良くなっていないという人がいます。身体を調べても、もうそんなに悪くない。ちなみに英語で痛みのことをpainペインといいます。これは痛みと訳しますが、正確には苦痛と訳すのだそうです。

　心の本当の奥底にある苦しみから逃げるためには、痛みに逃げた方が楽な場合がたくさんあるのです。そんな場合、どれだけ丁寧に問診をしたところでだめです、これは。

本質的にもう魂と心の部分で、ばらばらになっているわけですから。こういうことを知っていなくてはなりません。

常々、私が基礎コースの陰陽論の中で、陰陽はつながっていて、つながらないという話をしています。まさしく心と魂と身体は一体であるけれども、相対して独立した現象を示します。こういう陰陽論でもって考えていないと、人間をとらえていないと、とんでもないことをつかんでしまうことがあります。

　なかなか難しいですが、そうなのです。臨床というのはそう言うものなのです。

　簡単なものなら誰でも治せるけれども、ちょっと難しくなるとそういうところまで洞察できないことには、結局治せないし、ああ俺は弁証論治だめだということになってしまいます。

　そうではありません。むしろそういうところの部分を細かに観察して、論理的に整理するところに弁証論治の面白さがあるのです。そして、どんな先生にかかっても治らなかったのを、先生が治してくれたと言ってくれた時は、嬉しいです。

　それはこのような考え方をもって、きちんと患者さんを理解していないといけないと言うことです。

　さらに、この場合、注意しないといけないのは、その人が自殺する場合があることです。これも経験しています。どうもこれだったらこういう反応がでなくてはいけないのに、全然出ていない場合、激しく魂が傷ついたために、自殺する人があるのです。たまにいます。

　これはよくよく気をつけなくてはなりません。この場合、はっきり出てくるのは胃の気の脈診です。弦急脈が必ず出てきます。それから数脈が出てくるので、それであっ！と思ったら、手を打たなくてはなりません。自分で手に負えなかったら、他の方法を考えてください。

⑥患者さんの述べる状況を再現して確かめる。

　もうじっとしていたら何ともないけど、動くとシンドイと。本当だろうか、試してやろう。こうしてみると、問診は問診なのだけれども、相

当考えてやらなくてはなりません。

考えてください。カルテについて何でこういう問診事項があるのかについて、基本的なことをもう一回振り返ってみてください。

『実践から理論へ』パート2の中に、それが事細かに書いてあります。

なぜこんな問診をするのか。

そして形式的に摑むのではなく、患者さんの元の具体的な状況を再現してみてください。

2 正しい情報を得るテクニックとは

①問診する時点で、幾通りかのストーリー、即ち物語を考えて本命であろうストーリーの筋から外れる現象があれば、なぜか原因を考える。

虚証のもの実証のもの、その中でどうもこれが本命だと思えば、そういう考えで問診を取らなくてはいけないということです。（目的意識を持って問診する）ただ羅列的に取っても意味がありません。このストーリーを考えて、そのストーリーに沿って問診して奇怪しいところがあれば、チェックします。

こういう発想を持たないから、「大和の吊るし柿」になってしまったら困るのです、ヘタなりに固まる。これは恐ろしいことです。

いくら努力しても、根本的な問題を解決しないと、いつまでたっても同じことなのです。何十年やったからこうだということは書いてありません。

たった一例でも、丁寧に丁寧にその本質を極めれば、後は同じことです。ですから症例を重ねることも大事ですが、失敗ばかり重ねても意味がありません。

同じことを繰り返してはなりません。

— 192 —

ですから、問診する場合に、幾通りかのストーリーがあり、それに沿って考えて行き、大体このストーリーで行けそうだなと思っても、そのストーリーの中で奇怪しい、それから外れる現象があるはずです。それでもう1回、一からそのストーリーが正しいかどうかを考えなくはならないし、その原因が、外れた原因が一体何なのかと言うことを検討しなくてはなりません。

　このストーリーから考えることと、それからこれもS君が上手いことを言ってくれましたが、お風呂の中での気虚症状が本当にあれば汗がでる、それこそ息苦しくなるだろうし、動悸もあるだろうし、そういう諸症状が摑められなかったら意味がありません。

　ですから、こういうストーリーとともに基本の弁証論治の弁証の部分にかなっているかどうか、考えなければなりません。

②動かぬ証拠を元に再度療法が正しいか否かを確認する。

　気虚の酷いものであれば、こういうことがなくてはならないのになしとすることがあります。動かぬ証拠というのは、先ずどんな問診をしても、例えば風呂にどれくらい入れるかなどです。

　前にこんな患者さんが来ました。胃癌の末期でもう駄目だという。それを一年ほどもたせた後に亡くなりましたが、その患者さんが面白いことを言っていました。

　癌の病因病理については常々話をしているわけですが、正気の虚と邪実がどうかということが決定的な因子なのですが、正気の虚がそれほど酷くなければ、どんどん良くなる可能性があります。駄目だとしても延命は充分にできます。

　その場合何をしたかというと、「先生お風呂が好きでねえ」というから、「どれくらい入るのですか」と聞いたら、「40分～1時間ですね」と。これはイケルなと思ったのです。どれだけ好きでも、40分～1時間入るというのは、余程正気がしっかりしていないと入れません。

そこから私はこれはイケルと認識して治療したわけですが、そのことについては『医道の日本』の症例の中に書きました。

　ですから動く証拠はなかなか確認できませんが、動かぬ証拠、つまり負荷試験、それから自分たちが取った脈診、舌診、体表観察などをきちんと持って、その他のところで気になる部分があったら、もう1回取り直すのです。動かぬ証拠をもって再度情報が正しいか否かを確認するのです。これが大事なのです。

　これだけは最低限、誰でも認めるなという部分をきちんと取って、そこから翻って矛盾する現象があればもう1回問診をし直すのです。

　次に、こういう行動の中でこういうように病気が悪くなるというのであれば、再現しなくてはなりません。

③体表観察を中心に行う。

　そのためにも、最低限、体表観察は丁寧にやってもらわなくてはなりません。

　かつてお灸の名人である沢田健は、体表観察だけで診断し治療し、予後の判定までやっていました。

　北辰会は幸いなことに、中医学の良い問診情報とプラスして体表観察をよくしますが、もうこれもきちんと行なえば、慢性病を診ていても、急性病に応用できるのです。急性病はあまり問診できない場合がたくさんあるのです。

　たとえば、腎石疝痛などはコロコロ動いて、痛い痛いと動き回ります。

　また、心臓の発作を起こした場合は、問診などできません。

　しかし、脈を診たり舌を診たりして、平生から多面的観察をずっと連ねて、整合性のある理論を身につけておけば、もう身体を触るだけで『ああ、今この段階だな』ということがすぐにわかります。

　そのため、この動かぬ証拠の重要部分で、この体表観察を非常に重

視しなくてはいけないということなのです。

④急性病の順逆は、舌診・気色・脈診で判断する。
　特に腹痛とかイレウスとかいうものは、前にも述べたように、加えて督脉上の圧痛と井穴診を行う。
　最近『初心者の為の陰陽論』をしたお蔭で、「平衡の法則」というものを現在よく観察しています。
　それが上手く行かない場合に、たとえば背部兪穴の右と左に極端に左右差が起こって来ます。そういう場合は戻りにくいのです。その場合に督脉上の圧痛が出てきます。これで非常に面白い法則性を私は見い出しました。昔から急性病は督脉上のツボと井穴診でと言いましたが、なぜかということがやっと読めました。
　太極陰陽論から、「境界」の部分に反応が出てきます。
　境界の部分を使うと急激に戻すため、平生に使ってもいいのですが、下手するとかえって悪化する場合もたくさんあります。私も実際この間、失敗したのです。身をもって言っておきます。
　私は嘘をつきませんので、そういうことがありました。
　我々くらいでも失敗するわけだから、督脉を使ってもいいのですが、ヘタにやると危険だと言っておきます。

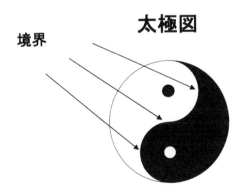

⑤急性病の臓腑の異常は督脈と井穴診で診る。

　これは北辰会では昔から言われているため、正しいわけです。

　そして太極陰陽論からみても、督脈というのは非常に重要な意味を持ちます。

　これをさらに展開すれば、任・督が左右を分ける「境界」となるし、少陽胆経の少陽経が前後の「境界」で、上下の「境界」は先ほど上実下虚の話をしましたが、帯脈です。皆これは太極陰陽論の「境界」です。

太極陰陽の境界

```
左右の境界……任脈・督脈
前後の境界……少陽経
上下の境界……帯脈
```

　境界の部分は最後の土壇場で助けてくれます。

　帯脈の病証であったように水中に座するが如し。これは上熱下寒のような形になっているわけです。

　少なくとも下焦の冷えを言っているのはそういうことだと思います。

　『傷寒論』が言っている厥陰病がどういうように動いて行くかということも、皆読めてきます。

⑥慢性雑病で病のメカニズムも研究しておく

　これを研究しておくと、急性病に応用できます。

　病のメカニズムは多面的観察を行った上で、これがわかっていると、ああ現在こうなっているなと予測できます。

⑦治療結果より再度情報が正しいか否かを考察する。

　治療結果と言っても、その時すぐに出るものもあれば、時間が掛るものもあります。

　私たちくらいになってくると、「ああこれは時間が掛かっているが、これはよい方向に向かっているな」、「いややはりこれだけわずかな間でもこう変化しなければならないのに、変化しないのはなぜか」というようなことを考えるのです。

　これは場数を経ているとよくわかるのですが、治療結果からこういうことを考えなくてはならない場合もあるということ、覚えておいていただきたい。

　ですから、一般的には上手く治療が行っていれば、それは正しいということになるのです、上手く行かなかった場合、一応これは考えておかなくてはなりません。

　「繰り返し情報が正しいか否かを考察する」

　いよいよまとめに入ります。

①人間・病人を熟知すること

　第一点は先ほどから繰り返し言っているように、人間とか病人をよく知っていなければならないということです。

　それは自分も含めて、どうかということです。

　観察者が自分で自分がわからなくてはいけないのです。

　人のことはわかるが、自分のことはわからない、これが大方の人間なのですが、しかし自分で反省すれば少しずつそれは見えてくるはずです。取り敢えず、人間、病人、こういったものはどういうものかということ、先ほどからいろいろ述べました。

自分の関心があることは一生懸命するけれども、そうでない部分は適当にしたり、自分の関心があるところはオーバーに表現したりします。そういう病人さんの心理、さらには、女性心理というのがあります。それも知っていなくてはなりません。

②諸現象は繋がりがある、整合性を持つ。

　矛盾現象は必ず全部とれるはずです。全部論理的にほとんど切れます。切れないというのは、どこかが間違っているのです。

　情報を収集する段階を現在、述べています。そして情報の処理が誤ったか。そして治療法が正しくなかったか。そのようなことを一つ一つ点検すれば、必ず整合性があります。

③よって鋭い知性によって噛み分ける。

　知性です。動物的な感覚だけでしている人がいます。時には必要なのですが、弁証論治としては鋭い知性をもってこれを切って行かなければなりません。

　次に治療者は自らの能力がどこにあるかを確認します。自分のレベルがどうかと。自分の意外な能力で病人を治している場合があります。スーパーマンみたいな人がいます。

　これは医療者として大事なのです。患者さんが側に来るだけでスパッと治せる。必要なことですが、それに頼っているばかりでいると、今度は弁証論治としては、全然駄目になっていきます。医者としてはそういうパワーとかそう言うようなものは必要だと思います。

　人格のようなものが働いて良いのですが、自分自身がそういうもので治してないか、常に点検していないで、弁証論治と錯覚するならばこれは大変な大間違いになってきます。思い当たることでしょう。

　ですから患者さんがたくさん来たからといって安心していたら駄目なのです。少ないからと言ってがっかりする必要もありません。

より正確なカルテをとるために

　このようなことを一つずつ丁寧に真面目に勉強を積んで行けば、必ずや弁証論治ができるであろうし、病気が治ります。よって患者さんが増えるということだろうと思います。

④論理性を高める。

　『初心者のための陰陽論』を参考にします。

　先ほど言ったように、繋がっていて繋がらないというのは、やはり陰陽論理です。心と魂と身体は一体なのですが、また同時に独立した側面もあるということ。こういう論理性を持っていると、弁証がしやすくなります。

⑤負荷試験、男性女性の各生理を大いに活用する。

　これは大体上手に聞き出すと、ほとんど動かぬ証拠の一つになります。これは非常に便利です。

　このような意味では、北辰会では男性用カルテを作って大分成果を挙げていますので、ぽつぽつそれを発表して、皆でここを直したらどうだというところまでいきます。

　女性の生理は大体完成度が高いのですが、男性生理は未だ未完成のレベルです。

　しかし大体傾向がわかります。ただし中年以降のオッチャンはこれを書くのを嫌がります。書くのを嫌がったら、無理に書かせたら駄目です。後は嘘を付くだけですから。「書かなくてもいいよ」と言っても、いや書きますと言ったら、それは大体本物です。

　すべてを一つずつ本当かどうか、何であれ先ずちょっと疑ってかからなくてはなりません。この医学というのは。マトモに受けてはいけないのです。本当かな？　というのが、やはりこれはホンマかいなソウかいなというのはここで出てきます。疑いをかけてやらなくてはなりません。これが非常に重要なので、このことをきちんと踏まえて丁寧にやれば、

私は正しいカルテが付けられると思います。

⑥体表観察能力を高める。

　これはもうどんどん進んで、いまや掌の労宮の感覚で、いろいろなツボの変化をつかんでいます。

　ですから何べんも言いますように、私の元に来られなかったら、私の元にしょっちゅう来ている人から話を聞いて、そして状況を写したらいいと思います。

　どうですか、思い当たりますか？

　これをきちんとやれば、臨床レポートを私にやらせてということになると思うのですが、私は。

　しかし、今回簡単に述べましたが、人間について、そして病人について理解すると言っても、相当いろいろなことを勉強しないといけないし、身の回りの人たちの動きから随分と考察しなくてはならない問題で、なかなか大きな問題が横たわっています。それでも、一つずつそういうことをクリアしていくならば、必ず素晴らしいカルテが付けられるというのが私の考えなのです。

Q：確認なのですが、先ほどの自殺するかもしれない症例の話なのですが、舌質とか体表観察がある程度身体の症状が良くなってきていても、脈が急に弦急脈を打ち出すと自殺する可能性があるということでしょうか。

蓮：そういうことです。

　これは、私は鬱病の患者さんで、鬱病というのは面白いですね、ある程度良くなってきた段階が気をつけなくてはならないですね。

　かなり重症の時はもう動かないようになりますので。

　何人か私も診て、それから「あ、これは気をつけなくてはならないな」ということで、注意していたのだけど、私の昔の弟子ですが、

— 200 —

「先生、鬱病でこんな状態で散歩させようと思いまして、出しました」

というから

「どういう状況だった？」

と聞いたら、弟子は「……」。

「そりゃ早く行って引き止めないと危ないぞ」

と言ったら本当に五分前に川に飛び込んで死んだのです。あるのですよ、それが。

ですから、それを防ぐためには、きちっとしたそういう脈診をして、そして常々いろいろなところを身体を観察して、今どういう状況であるかということを理解してやらないといけない場合がたくさんあります。

Q：その場合に、その西洋医学の精神薬などたくさん飲んでいる方がほとんどだと思うのですが、薬による影響で弦急脈が出てくることもあると思うのですが…。

蓮：いや、あの一般的に僕が診てきた精神科の疾患で、薬によって弦急脈を打つ事は先ずないです。逆に緩む傾向にありますね。薬で、逆に妙に力がなくて、緩脈というかね、緩滑で言えば、緩脈が勝って滑脈が足らないというのがどうもあったみたいです。

何か急なことがあると、滑脈が勝って、それが早くなって、そしてさらにそれが弦急脈になるというのが観察されています。

それでよろしいですか。

Q：あの先ほどのKさんの症例検討で、一応治療としては三里・太白が手応えとしてはあって、結果としてもまずまず効いたというようにご自分では判断されているわけですね。ですから、今、先生の方からお話があったように、鍼だけではなくて、それ以外の要素でKさん、非常に優しくて患者さんを受け入れるということで、そういう面でちょっとした気滞程度であれば、緩める事もできたかもわからないし、幾つかの要素があると思うのですよ。

肝気実と、そして脾の軽い気虚みたいなのがあるのも、カルテから矛

盾現象も見つけられると。そうすると、肝実と脾虚がある場合に、ある程度脾を補ってやると、肝気が昂ったものが、相対的に下ろされる可能性もありますね。

　私はなぜこれを敢えて今こうやって話をするかというと、今ここで聞いておられる先生方の中には、先ほどの症例の中で、結果的に三里・太白をやって、これは効いたのか、効いたとすれば証が脾の気虚というのではないかと思われる方もいるかと思うかもしれないし、老婆心ながら一応改めてその可能性も理屈であるのだと。

　そして軽い気滞程度でも、たとえば治療そのものよりも、それ以外でも治った可能性もあるかも判らないし…

蓮：だからさっきも言ったように、何か生活環境が変わっていないかということを私は質問していましたね。

　だから自分が治療して治したようでも、実際は家の中が変わったとかね。

　それから本人が、この結果を見ても明らかなように、仕事をしている時は調子が良かったのに、仕事を辞めてからなっているということ。

　それから女性というのはいろいろなタイプがあって、外に出ていくのは良いけれども、家の中の家事手伝いをやるのが、嫌で嫌で仕方ないという人もたくさんいるのです。

　そうすると、家の中にいると、鬱状態になる、何人か症例があるのじゃないですか。

　そうなってくると、何かが、何かの条件を外すと、一気に良くなることがあるのですね。

　だからこういう言い方をすると厳しい言い方なのですが、治った治ったというが、鍼で治ったのか、あるいは先ほどのようなK君の優しい真面目な態度に感動して、知らない間に治ったのか、そこはなかなか難しいところですね。

　ただ、脾虚があったのは事実ですから、だからそこらあたりを多少触

— 202 —

より正確なカルテをとるために

ると良くなったのも事実ですね。

Q：一つ教えて欲しいのですが、鬱の患者さんを現在診ているのですが、体表観察をよくしていると、脈の左右差というのがよくあって、治療すると治療後には右の脈が沈んで弱って左が大きかったのがのですが、右の耳だけが赤黒く熱を持って、左の方が普通の耳だったんです。

その患者さんはよく顔が真っ赤になって調子が悪い時には、ものすごく発熱をするような患者さんで、3回くらい右の左右差がずっとあったのです。今もしばらく1カ月ほど調子が悪いのにも関わらず、右の耳の異常な熱感は左右が整って、今現在は耳の熱さも熱感も赤みもなく、逆に今度は脈の左右差が強くなって来たのです。先生はそういう患者さん、もし診られたことがありましたら何かアドバイスが欲しいのですが。

蓮：アドバイスといえば、きちんとカルテを書いて皆さんの前で発表してください。それだけです。

きちんと基本をやっていれば、なぜそういう現象が起きているか説明ができますから。それをただこういう症状だからと言われても、弁証論治にならない。カルテを書いて来ればできます。

Q：あの先ほどの症例発表なのですが、腎臓の弱いという部分でも、腰が常に重たいとか、冷え性であるとか耳鳴りがするとか、そういうようなものが出てくるもんですが、どれを主にストーリー性というか、組み立てて行ったら良いのかというのが勉強不足で申しわけないのですが、これだったら腎の方も・・。

蓮：先程のKさんの症例でしょうか。

Q：はい、腎臓という部分では、どのように・・

奥：幾つか主訴、疲労倦怠感だけれども、それ以外にも目眩とか耳鳴りとか腰がだるいとかいろいろ随伴症状があるのだと。そのうちどの症状がメインに弁証し、そしてその随伴症状をどのように位置づけていったら良いか、それぞれを拾っていくと、腎虚もある、気虚もある、肝鬱もあると。その辺のところを、言ってみたらどのようにカルテを整理して

— 203 —

弁証したら良いかという質問ですね？

蓮：先ず本人の主訴を大事にする。そしてそれに関する弁証をやっていく事が基本です。

　後は付随する、先程私が酷く気になっていたのが、目眩の問題ね、ああいったものは、どういうメカニズムで起こっているか、一つずつそのメカニズムを考えて、主訴の先ほどから言うような肝脾の問題をどう関わっているかということを追求すれば、自ずと出てくると思います。これは李世珍も言っておりますね。主訴を、なぜそういうことが起こっているのかというメカを先ず明らかにする、これは正しいと思いますよ。

　そして付随する症状も、何でだ何でだと、一つずつ病因病理を明らかにした上で、主訴の病因病理と繋いで、何故こうなっているのかという事を総合的に検討する。そういうことだと思います。

奥：参考文献としては以前から、代表が『弁証論治の諸問題』ですか、『ほくと』に掲載されていますので、それを読んでください。

蓮：『実践から理論へ』のパート2ですね、いかに弁証論治するかという話しの中に　載っているはずです。

　それと、今日の話も結局のところ、『北辰会方式の幾つかの問題点』の一つのテーマなんですね。

　まあいろいろなことを話しましたが、大分ズキンとこたえたところがあったと思います。

　もう1回初心に戻ったつもりで、一からやるんだというつもりで頑張れば、私は必ずや次のカルテは上手く書けると、カルテを書くのが楽しくなると言う世界に入ると思います。

　以上で終わります。

(平成14年12月1日本部会臨床コース)

再び体表観察について

再び体表観察について

1 はじめに

　そもそも体表観察なるものは、中医学の中にないわけではないのです。存在はしているのですが、非常に希薄です。

　北辰会は鍼灸臓腑経絡学の立場から、非常にきめ細かな体表観察をしています。そして、それを弁証の中にきちんと位置づけて、むしろ決定権はこちらに持ってくるほどに、非常に力を入れています。

　現代中医学は今後もそれなりの発展をするでしょうが、基本姿勢は変わりません。そういう流れの中で革新的にとでも言いましょうか、内経以来の学問をもう一度大切にし、中医学として発展させるというのが、北辰会の狙いです。

　今後、国際的にも必ずその独自性が問われます。特に日本においては、鍼灸の弁証論治で、北辰会は相当な位置に占めていくことでしょう。

　皆さん方は、秋期研修会などで各理事講師にいろいろ伝授された体表観察があると思いますが、今日は、そのような体表観察の各々の役割と、相互の位置関係について、現時点での、まとめをお話しできれば良いというのが、私の考えです。

2 総　論

　北辰会は、体表観察にさまざまなものさしを使っています。まず、経

穴に触れる前からの段階があります。
(1) 望診での段階がある
　光を当てての色、それから気色というレベルがあります。
(2) 衛気診と言ってもよい診察です
　まだ経穴に触れず、経穴の近くへ掌、手指をかざして診るという観察。勝手な名前を付けていますが、将来これは整理されると思います。
(3) 体に触れてみる診断
　①緊張と弛緩という一つのものさしがあります。浅いところで緊張と弛緩を診る方法と、少し指を押さえ付けて診る方法があります。
　②発汗の問題です。発汗の有無、「発汗のある側が大体虚だよ」と教わったと思います。
　③労宮で診る寒熱の有無。主に術者の労宮を中心にします。この場合の寒は、必ずしも冷えとは限りません。気の停滞によって熱は熱でも、経穴の一つの異常現象として冷えが起こります。
　④患者が、触れて気持ちが良い。触れて、嫌がるという、喜按・拒按の問題があります。中医学の伝統的な一つの手法です。
(4) 鍼で触れて感じる方法
　私が提唱したいのは、鍼を刺すこと自体が一つの経穴の診断になっているということです。最初「これは実だ」と思ったのが、中はグウ〜ッと虚ろになっている。鍼を刺して適当な手技をすると充実してきて、「これは表面が実でも、中は虚だったのだ」とわかります。
(5) 出血の色を観察する。
　刺触法に関連して、刺絡をし

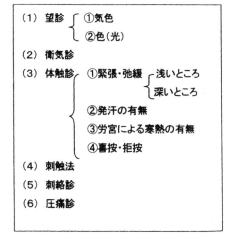

て出てくる血の色で判断する。広義では、望診に入るのでしょうが、鍼を刺して体の反応を見るということで、刺絡診ということです。

（6）圧痛診

　圧痛を診ることによって、経穴がどのようになっているか。皆さん方が教わったのは多分、急性時の場合は、圧痛を中心と診た方が良いということだと思います。勿論、慢性病でも圧痛はあるのですが、この圧痛の意義は、病が新しければ新しいほど、非常にはっきり出てくるという特徴を持っています。

3 各　論

（1）望　診

①気色

　気色では、余り光を当てないで全体を診ます。

　特に背候診には、全体的にどうなっているのかを診る場合に、非常に有力です。

　気色が抜けている、ある部分には青く抜けている、白く抜けているということが多く見られます。腹診にも応用できます。

　勿論、各原穴などの小さな経穴にも応用できますが、難しい面があります。気色による体表観察は、比較的、腹や背中などの広範囲で、大事な経穴が並んだところに応用されるべき診断法だと私は見ています。しかし、それは大雑把で、全てではありません。

— 208 —

②色（光）

光を当てて見る方法です。

■経穴の陥凹と隆起

経穴が、凹んだり隆起しているのを診ます。

隆起しているのには、熱実が、凝り固まっている場合があります。たとえば、背部の肝兪、胆兪辺りが、右側だけ膨隆しているなどがあります。これは、見ればわかります。

■発汗を見る

見ただけで分かる発汗もあります。腹や背中の、どの経穴にだけ発汗しているか。

この前から肺癌の患者さんが来ていますが、癌が進行し過ぎて、手術もできなくなっていました。喀血、呼吸困難も起こり、体がしんどくて仕方がない状態。診ると、お腹では、こちら側（図）が発汗し、こちら側（図）が発汗しないで、膨隆していました。

発汗している方は、表面にだけ発汗して、深いところに邪があります。面白いことには、肺癌は両側にあるのですが、やはり右側に病巣があるのです。

* 癌の体表観察

この体表観察を繋いで、癌の位置が、前、後、横に探って行くと、大体どこの位置に在るのか。そういう癌の位置を示す体表観察ができるという話を、体触診の中でも少し述べましょう。

このことには、空間の問題があること。そして『金匱要略』の中に、非常に優れた張仲景の診察法が出て参ります。「右の脇腹に水が溜まっている」と言うのです。当時、どのようにしてこれを調べたかは、当然、水がどこに溜まっているかを調べるために、抜いてみるという方法では

腹図

ありません。『史記・扁鵲倉公列伝』によると、「独特の水を飲むと、レントゲンで見えるように影が見える」というようなに書いてありますが、それはありえません。

　私の考えでは、張仲景という人は、とても体表観察が巧みだったので、それを利用して「この部分に邪気がある」ということを言ったのだと思います。

　発汗が見て取れることは、そういうことにも応用できる非常に重要なことです。

■丘疹を見る

　大体、実熱型タイプの方に多いのが、背中の発赤、ちょうど、ニキビ様なものができています。それは大体、経穴に相当するところです。実熱証でも、実熱の非常に強い部分に出てきます。面白いことに、それが最初は、経穴自体が膨隆して腫れ上がりますが、出てくるとだんだんと熱が発散して、経穴が小さく平らになります。こういう観察をされていますか？　ただし、虚寒タイプには出にくいため、これだけには頼れません。

　さまざまなものさしを使って、体表観察をすることの意味は、いつでも、このものさしさえ使えば、絶対にわかるというものがないからなのです。ものさしを相互に使い分けて、初めて本当の体表観察、正しい診察ができるというのが、私の考えです。

■観察の目的意識性

　私は、「大きな経穴でないと、観察は難しい」と言いましたが、小さな経穴でも本当は鋭く観察すると、反応は出ています。ホクロもそうです。

　重要なものでは、たとえば足厥陰肝経の太衝に、肝鬱の強い、しかも熱が籠もっているタイプでは、表面のところに膨隆感があります。触ってみるとゴリゴリで、横に筋が入っている。こういう類は、非常に古くて頑固なものであると示しています。

　ですから、「大きな経穴だからわかる」「小さな経穴だからわからない」

ということは、あくまで一般論であって、突き詰めると、やはり小さな経穴でもわかります。

体表に反応が、「あるだろう」というつもりで観察するのと、「ないだろう」と思って診るのでは異なります。我々は常に、意図的に観察をするべきなのです。それは、何か観念を投影して、でっち上げた観察をするのではなく、観察というものは、意識が非常に重要だということなのです。最初から、ボーッと見ていたのでは、観察ができません。一見、観察は、何か傍観者がするように思いがちですが、そうではありません。極めて目的意識を持ち、経穴にどういう反応が表れているか、良く診ているのです。

優れた科学者というものは、目的意識を持ちます。我々の鍼灸関係者でも、何十年しても同じことしかできないというのは、多くいます。それは、目的意識の問題です。目的意識を持って観察すれば、必ずある。『霊枢・九鍼十二原』『難経』に「原穴というのは、五蔵六腑が反応の現れるところで、非常に重要なところだ」[1]と書いてある。

我々が、古典に学んで行くのは、そういう姿勢があるわけなのです。

（2）衛気診

これは背候診、腹診にいずれも使えますが、原穴によく使われます。労宮をかざす位置は、3〜5cmくらいのところです。

虚の側が、なぜ衛気診でわかるのかは、気というものが、ちょうど、水が高いところから低いところへ行くように、虚ろな部分に気が流れてくるのです。言わば、取られるような感じです。

体の弱い医療者がこれをすると患者さんをドンドン悪くします。取ってしまうからです。簡単に、気の交流というより、取り敢えずプラス・マイナスの関係だということです。体力があり、ある程度健康な術者であれば、虚の方にかざすと気が取られるので、ヒヤッと感じます。反対

に、実の側は反抗してきます。感覚を良くすれば誰にでもわかります。

　衛気診は、大雑把にその経穴の虚実を教えてくれる有力なものです。

　発汗の問題で、異常に発汗する人は、特に左右平均に発汗していますので、発汗診は、あまり有効ではないのです。この場合に、どちらを取るかは、衛気診が非常に有力なやり方なのです。全てではありません。一つずつ重ねていって、最終的に診断してゆくわけです。

　臨床では、両方とも発汗しているとか、たとえば陽明の熱病で高熱があり、経穴の反応が、なかなか触れてもわからない場合に、少し手を離して探ると、冷えたところと熱感のところがありますから、わかりやすいです。直接、体表に触れてもわからない部分を、逆に、手を離しかざすことでわかるという利点があります。

　訓練が必要ですが、大体、労宮を中心にすると、しやすいというのが私の考えです。稀に、指先の敏感な人は、それぞれ触れるだけで感じることもできます。

　また、衛気診は、原穴やさまざまなところに使われますが、経穴が大きい、あるいは大事な経穴が連続したところに手をかざすと、その部分にある種のものを感じます。そういうことが非常にわかりやすいのです。

（3）体触診

　基本は、まず体に触れてみること。そもそも切診の「切」は、患者と術者が肌をピタッと合わせて診る診方と言われています。漢字は、切るという字ですが、実はむしろ接触の「接」に近い意味なのです。

　体に触れる診法も、いろいろあります。北辰会の方法は合理的で、コンピューターでもできそうに思われるかもしれませんが、これだけの感覚を使い分ける繊細さは、やはり人間でないとできないものです。

■患者さんへのアプローチ

　基本としては、最初からバッとつかまえるのではなく、患者さんをリ

ラックスさせるように。

　先日、アメリカの精神科の先生が来られて、漢祥院を見学して行かれましたが、子どもが「キャッキャッ」と言って喜んで鍼を受けているのを見て、「西洋医学では、無理やり押さえて痛い注射をしますが、先生のところは全然泣かないですね」と。全員とはいきませんが、大方はニコニコして受けています。

　患者さんがリラックスしていると、身体も本当の反応を示しますので、切診をする場合に、ガサツな触り方はしないでほしいのです。丁寧に触ってください。これが患者さんをリラックスさせる元です。それが実は、情報を正確に与えて貰う基本です。覚えておいてください。

　私は、馬術をしているので馬のことがよく分かります。馬が警戒するのは、やはりその人の触れ方です。先ず、目を見るだけだと嫌がるので、見るともなしに触れて、横から「今日は元気？」という感じで首筋を叩く。馬は、一番喜ぶのです。その時は、馬の耳の動きで大体の感情がわかります。馬の耳が後ろに来た時は、怒っています。下手したら蹴られるか、噛みつかれるかのどちらかです。

　人間は耳ではなく、目の動きでわかります。「今、嫌な感じがしたな」「喜んでいるな」ということが、すぐにわかります。

　触られる方でも、患者さんは急接近されるとやはり嫌ですよね。横から来て、「じゃ、やりましょうか」という感じでやれば、「うん、うん」と納得します。触れる以前の問題が大事なのです。まず、「この先生は、安心してかかれるぞ」という信頼関係をどのようにして作るのか。人には各々の個性があるから、一概には言えないけれども、少なくとも怖がらせないように、安心する位置からアプローチをします。

　後ろからも、嫌なものですよ。真横くらいか、少し斜めですね。真正面は、言わば敵対関係ですから。こういった心理学も応用しながら、患者さんに近づく。最初は優しく、「どうなっているの？」「どういう感じ？」という感じで触っていると、患者さんは大体納得します。「どう

だ！！」という感じでされると、やはり嫌です。

　患者さんへの近づき方、触れ方を少し工夫することで、正しい情報が得られるという話です。

①緊張・弛緩
■触れ方
　緊張・弛緩というのは、それは直ちにそのままの虚・実を反映しています。気が集まれば固くなり、気が弛めば緩むという基本原則があります。

　鍼を刺して、虚ろな部分が充実してくれば、正気の弱りが補われてきます。また、邪気の実のところに鍼を刺せば、最初は緊張しているが、だんだんと緩んできます。これが瀉法です。同じことで、体表に於ける緊張と弛緩は、そのまま虚実を表しています。

　緊張・弛緩を診る場合は、大小の経穴に関わらず、指の末端、特に示指、中指が便利です。示指で診る場合は、嫌なゾッとする触り方をする人がいますが、丁寧にそっと触ってあげないと、経穴が嫌がります。優しく、示指か中指でなぞって触ってみる。示指は、浅いところでのみ有利です。中指は、少し深いところを診るのに有利です。大体、私は示指と中指で、そういう使い分けをします。

　先ず、浅いところから始めて、弛緩しているのか緊張しているのか。そして少し圧迫して経穴の中を探るようにして、深いところではどうかを探ります。

　経穴も、裏側に骨がなければ、経穴の裏から押出して診ると、経穴が浮いて診やすいのです。太衝、衝陽などもそうです。経穴の特徴を利用して、下に骨がなければその裏から押して、経穴を浮き上がらせて診ると、緊張・弛緩がわかりやすいのです。

■緊張・弛緩の程度
例１）後天の気をみるところの脾では、太白、公孫が、触れなくても弛

— 214 —

緩していれば、相当に胃の気の問題が関わり、現段階で軽症でも、や
がて重症な病を起こす可能性が大きいことを示します。手で触れた場
合でも、その弛緩が著しければ、やはり問題です。

例2）足少陰腎経の太谿あたりでは、お年寄りは、腫れた感じがしても、
少し押すとベコベコですね。そういうものは、非常に陳旧化した正気
の弱りです。慌てて即効を求めずに、時間をかけて戻さないといけな
いと悟らなくてはいけません。

例3）足三里でも表面は緊張していても、中の方が弱っている場合があ
ります。特に陽明の三里、上廉、この辺りは、脾胃の気と脾胃の邪実、
湿熱などが出て来るので、手を触れて労宮で触ると、少し熱感を覚え
ます。

緊張・弛緩の深浅には、第一の虚、第二の虚、第三の虚がありますが、
すでに学ばれているので、ここでは省略します。

■広範囲における場合

示指と中指で診るということを言いましたが、たとえば、右の肝兪辺
りが非常に腫れ上がっているという広範囲の場合には、労宮あたりの手
の鋭い感覚を使った方がわかりやすいのです。

肝兪・胆兪から、脾兪・胃兪まで、全部反応が繋がっていることがあ
ります。

大体、緊張や経穴の広がりの程度は、指先だけでは敏感過ぎて、全体
像が見えない場合があるので、労宮の方が把握しやすいのです。

②発汗の有無の問題

これは、一般的に原穴診などの左右差を診るのには、非常に優れてい
ます。発汗過多の患者さんに応用するのは難しいのです。そういう時は、
緊張・弛緩、衛気診などを重ねてゆくと、大体読めてきます。

■粘稠度

発汗も詳細には、濡れているか濡れていないかだけでなく、粘稠性が

— 215 —

あるものなのか、サラッとした水様性なのか、これも非常に重要な部分なので、観察してください。

このような目的意識を持って診ないと、ただ、「発汗した」「発汗していない」というだけでは、何時まで経っても進歩しないですね。

■広がり

発汗の仕方がどうなのか。経穴が広範囲に発汗しているのか、狭い範囲なのか。当然、広範囲に発汗して左右差がある場合は、経穴が大きく広がっている証拠なのです。

発汗の粘稠度がどの程度のものなのか。そのようなことを観察してゆくと、非常にまた面白いことに気付きます。

■診方の問題

繰返し触ると、段々、乾燥しますから、最初の1～2回でサッと分かるような手の感覚を作らなくてはなりません。

生体を見ること自体が、働きかけになりますから、低レベルの科学実験のように、繰り返した上で、「ハイ、再現性があります」ということはできません。やはり、最初の1～2回でサッと分かる手の感覚を作っておくことは、非常に重要なことです。

③寒熱の有無の問題

■労宮で診る

私は、自分の娘の白血病を必死に治すために苦労したのですが、そのような重症なものでは、平均化して経穴の反応がほとんどありません。

その時に編み出したのが、掌を探ってとにかく触ること。そうすると、ある部分が非常に冷えています。特に、娘の場合は右の章門が冷えていた。右の章門の冷えというのは、非常に深い意味を持ち、深いところに邪熱があるということが、今でこそ、私は読めますけれども、あの当時は、とにかく身体中を触りまくりました。

特に、冷えが気の停滞ということを言いましたね。この気の停滞は、

— 216 —

再び体表観察について

実であろうが虚であろうが、非常に重要なことなのです。冷え感は、皆さんも大分わかられていると思いますが、腹部の天枢、大巨や滑肉門辺りに必ず出ているでしょう？　同じ自分の体でも、今朝は右の天枢、昼からは左に出て来たりします。コロコロ反応が変わります。非常に面白いです。

　この診断法の特徴は、緊張・弛緩や発汗などの観点から、観察できないものに、長けています。しかも、大雑把に左右の虚実を診るのに、非常に優れています。

■冷感

　あくまで、基本は踏まえておかないといけませんが、労宮で感じる寒熱の寒というのは、冷えもあるし、気の停滞もある。特に、経穴が弱っている場合にも出て来ます。

　たとえば、私はある肝臓癌の方を診ましたが、右の章門に熱感があり、左が冷えていました。また、別の肝臓癌の方は、右の章門が逆に冷えていました。両方とも、本当は中に熱があるのです。では、なぜ熱感と冷感が、各々に起こるのかと言うと、癌が外方に向かって、体表に近づいてくると、熱そのものを感じるのです。

　ところが、深いところの肝臓の癌は、体表においては、気の停滞として反応してくるわけで、逆に冷たいのです。

　かつて、私は日本鍼灸界でも非常に有数な方が、「癌は冷えだ」と言い切られたので、「それは間違いだ」という論争をしました。

　特に、冷えの場合は、気の停滞、経穴の病的な状態を示す場合が多いのです。それは、寒熱に直接に関わらないという話です。冷えの場合は、必ずしも冷感だけで、冷えと決めてはならないと、覚えておいてください。

■利点

　特に、経穴を身体中触っていて、パッとわかるとすれば、この方法は非常に有利です。重症になると、望診、衛気診、体触診法の緊張・弛緩、発汗、これらが通用しない体もあります。その場合に、これが意外と有

— 217 —

効な診断法になるのです。

■ステップ・アップのために

これを上手になるために、最近では、私は犬の癌をドンドン治しています。犬の癲癇とかも。犬や、四つ足の背中を触ってゆくと、癌の場合はほとんど見事に熱です。その熱の部分をずうっと鍼で、古代鍼でもいいですが、治療します。

この前も、白くて大きな可愛いピレネー犬を診ました。足に癌ができて、片足を落として3本足で立っているのです。獣医が言うには、全部に癌が広がっているから、2カ月も持たないだろうと。

しかし、その診察法によって鍼をしたら、3カ月たっても何ともなかったのです。ドンドン食べて、しかも近所に猪が出るから、追いかけ回しています。そういうことが信じられますか？　四つ足動物が、また教えてくれるのです。

強欲な人間というのは、複雑過ぎるので、単純な動物で研究すると、よくわかってくるものもあります。体表観察も、人間だけでなく、さまざまな動物を診てください。動物たちも、助かっていきます。

労宮における寒熱の問題は、非常に深刻な診察法なのであり、特に重症を扱う場合、大きなものさしになるだろうという話です。

④喜按・拒按の問題

一般的には体表に、たとえば腹痛があるといった場合に、触れたらどうでしょうか、気持ちよいでしょうか。

■術者の手

冷たい手では気持ち良いわけがないので、やはり気持ち良くなる手、即ち気がある程度充実した手でないといけません。

頻繁に病気ばかりしていて、それで「どうですか、気持ち良いですか」と言われても、判断が狂うに決まっています。

古典の中にも、『病まざる者を以て病を診る』と書いてあります。即ち、

健康な医者によって初めて病人が診察されると書いてあるのですから、先ず自分が健康にならなくてはなりません。少なくともそういう方向に自分を置かないと、病気は治せません。

そういう正常な手で触れた場合、一応気持ちが良いというのが虚です。気は、水が高いところから低いところに流れるように入って行くから、患者さんは気持ちが良いと感じます。

逆に、実であれば反発するために、嫌なのです。特に急性腹症で、腹膜炎を起こしそうなのを診たらわかると思いますが、ほとんどが拒按です。「ああ〜ッ！」と、手を離します。あれは実なのです。

しかし、これは一般論であって、絶対的なものさしとするのは、やはり危ないです。

■気滞なのに喜按？

たとえば、気の停滞の強いものなどは、むしろ「触って、触って」という感じを受けるから、これが喜按かと思えば、違うのです。

肩凝りで想定すればわかります。明らかな実だと思いながら触っても、「揉んで、揉んで」と言いますね。そして、揉んだら多少は気持ち良い。これは、喜按ではないのです。

逆に、拒按は絶対かと言うと、一般論としてはそうですが、術者が特殊な手で「ガンッ」とした場合は、常に拒按が出て来るでしょう。それはすでに誤診です。

ある特殊な疾患に関しては、拒按であっても、実は虚である場合があります。

小、中学生くらいの子どもの背中を触ると、くすぐったがるでしょう。あれも喜按、拒按では判断できないです。そういう子どもたちは、人に触られることに慣れていないから、くすぐったいのです。そういう表現をしているだけであって、病的な現象とは言えません。

大人になっても、異常にくすぐったがる人がいます。これは、また意味があります。

— 219 —

そういうことを弁えながら、喜按・拒按を考えなくてはならないのです。

（4）刺触法

■意義

　勝手な名前を付けていますが、将来、変わるかもしれません。取り敢えず、中身は、刺鍼で経穴の状態を知るということです。

　「本当に強い実だな」と思って、刺していけば、だんだんと虚ろになってくることが、多く見受けられます。

　今までの体触診法のようなやり方では、充分にわかりかねる面があるので、試しに打ってみるのです。試しに打ってみて、余計に悪くなったらどうにもなりませんが、刺鍼で経穴の状態を知るということがあるのです。

　外から触っている場合に、経穴の深いのがあるでしょう。わかり難いです。当然のことながら、経穴というのは、表面上の広がりと深さの広がりを持つ立体的なものです。

　ですから、表面から触れても、充分にはわかり切れないことがあるのは、当然であって、鍼を刺して直接に確認していくのも重要な診断法だと考えます。広い意味では、体表観察の一つだと思います。

　鍼の刺し方が下手で、無痛でススーッと刺せずに、痛い鍼をされたら、生体の方がパーッと突っ張るので、これを「実だ」と思ってしまうと、大変な誤診です。

　「気持ちが良いな」「いつ刺したの、いつ抜いたの？」と言われるような鍼をスッスッとすれば、生体側がきちんと教えてくれます。

　少なくとも刺入のレベルで問題がない技術を持たないといけない。

　鍼の番数や、長さなども、いろいろと関与します。たとえば、環跳を刺す場合は、一寸五分でも足らない場合があるのです。

再び体表観察について

中国の方法は深過ぎます。内関から外関へ突き通すなんて、串カツで
はあるまいし、「あんなにするな」と思いますが、一つの伝統的な鍼法な
ので、否定はしません。

北辰会は、あまり深く刺しませんが、経穴によっては、二寸近く刺す
のもあります。

それは、経穴が立体的で、表面的にも深さにも広がりを持つという点
で、この刺触鍼法が、非常に大事だからです。

■刺入感覚による鑑別

刺した場合に、単に虚ろなのか。虚ろなところに来た気が、実は何か
固いものが瞬間的に来れば、大体熱邪です。正気が弱っているところに
当てていると、邪気が集まってくるのです。そういうことをわからない
で、「これで補われた」などということでは、駄目です。本当に上手な鍼
医者は、正気をある程度弱ったところに刺して、来たものが「これは邪
気だ」「正気だ」ということを、噛み分けているのです。そのことについ
ては『霊枢・九針十二原論』で講義しようと思います。

邪気がどういうものか。たとえば、熱であれば、激しく散らしてしま
わないといけないし、旋撚法で激しく散らす場合もあるし、雀啄もある
だろうと思います。

ネバネバの湿痰様のものは、なかなかウルサイです。じっくり瀉法を
施さないといけません。

さらに、深いところには瘀血状のもの、石みたいに固いのがあります。
「先生、骨に当たりました」と、弟子たちにさせると言います。それは骨
ではない。深いところに瘀血があるのです。その証拠に、実邪へ鍼を当
てていろいろ手技をしていくうちに、ちょうど、干からびた餅が、徐々
に熱を加えられて緩んでいくような形で溶けてゆきます。だから、刺し
た手の感覚で、一体この邪気は何物かということを見破らなくてはいけ
ません。

気の停滞によるものは、ある経穴にスポッと刺した瞬間、途端にシュ

— 221 —

ッと取れます。まるで洗面器の中へ水を張って、油をその中心にポンと落とした時に、スッと広がるような感じに似ています。気滞でも、単純なのはそうなのです。それは、即効性があるでしょう。

　だから、鍼を刺してどの程度でこの病気が治るかということを、診察しているわけです。

そういうことが、霊枢の中に詳しく書いてあります。

　正気が弱っているとしても、本当の正気が来た場合に、どのくらい時間が掛かるか。時間が掛るものは重症です。

　それは『霊枢』の中に書いてあります。「気、至って効あるは…」[2] 言ってみれば曇天の空に光が射したように明るくなるというようなことを言っていますが、この気至るというのは、邪気を瀉し、そして正気が補われた場合です。「その數を問う事勿れ」[3] 時間に関係はありません。気がちゃんと、正気が集まるまでしないといけません。

　これは、高度な鍼の技術です。でも、そういうことを通じて、刺触診法なるものが存在するということを、一つ理解していただきたい。

■灸による診方

　刺触法があれば、灸によって経穴がどうなのかを診る方法もあります。

　最近、私は難症の方に対して神門にお灸して（これには意味があるのですが）、左右を整えるということをしています。最初の内は、弟子は「5壮で整う」と。「いや、こんな重いのは、そんなことはない」と思って、2－3診していくと、だんだんと経穴に左右差が表れて、31壮すえても整わない状態になっています。これは、パンク状態なのですね。31以上は、私は一般的にはすえないのですけれど。

■癌性疼痛

　たとえば癌患者で、痛みを取る場合、北辰会では、神主学説を応用していると、言いました。後谿、神門や心兪にするわけです。その場合には、必ず、最初は左右差があまりないのです。でも、ずっとしていくと、経穴が浮いてきて、左右差が出て来るのです。この左右差が出て来たの

— 222 —

を整えるまでは、相当な時間がかかります。

　しかし、その過程の中で、癌の痛みは、私の確率では八割五分、ほとんど取れてきます。

　癌を扱う場合は、何度も言うように、先ず痛みを止めること。それから浮腫を起こさないこと。起こしても、どうしたらそれを取れるのかを考えます。出血を起こさないこと。出血を起こしたらどういう手を打つのか。胃の気と邪気が、どの程度、拮抗状況にあるかということがわかれば、癌は触ってよいです。どんどん触ってください。

　癌に鍼灸がいかに効くかということを、証明させることになります。先ほどの犬の癌ではないけど、彼らは単純だから、単純に治ります。人間の場合、そう簡単にはいきません。

■灸の左右差

　左右が整い難いものと、整いやすいものでは、まったく意味が違います。

　最近、この2ヶ月ほど診ている、鬱病で西洋医学で薬漬けにされた方がいます。目が散って、見てもポカーンとしています。その人は、神門や公孫にお灸をしても、30壮でも未だに整いません。けれども、顔つきが変わって来ました。薬漬けで、痴呆みたいな顔をしていたのが、だんだんと締まってきました。これは、良い方向には向かっていますが、経穴の左右差が整うところまでは来ていません。

■灸の喜・拒

　異常にその経穴に対して熱がるものは、大体熱証です。虚寒型の冷えの証は、大体気持ちが良い、正気が弱って冷えの証には大体お灸を気持ち良く感じるのが特徴です。

■灸痕の状態

　お灸をした痕が、化膿しやすいか、し難いかという問題があります。

　これは、虫に噛まれたのと同じ意味で、湿熱型の者は、赤く炎症を起こして、汁が余計に出るなどは、当然のことです。

　大阪に古くからあった打膿灸というのは、無理やりに化膿させる方法

で、深いところにある湿熱を取ろうとするものです。そういう意味では、癌などには応用できます。

お灸をした後の経穴がどう変化するかは、重要なことだと思います。痂皮ができやすい、できにくいか。私も、右の後谿に変な塊があるでしょう？　左はないのです。

これは、自分の娘をずっと治療していて、昼間は患者さんを診て、夜は娘の病気を治すので、私の方が倒れそうになって、「これは危ない」と思い、後谿にお灸をすえたのです。

左右差が、まったく違いました。

治療を続けたのですが、治った後も、経穴がはっきりと右はカサカサしたままで、左にはないでしょう？　これは、未だに私の体に心神の傷が残っていることを証明するものです。

灸の痕の痂皮、傷がどのように癒えてゆくのか、あるいは癒えないのか。そういうことも、生体が経穴の反応として示しています。

傷が癒えた痕に、紫黒いのがずっとある。それから、ケロイドになる人がいますが、あれは瘀血です。大体、ケロイド体質と言いますが、あれは瘀血ですよ。どこに傷を受けても、紫色でケロイド状になるという人がいますが、瘀血が関与していると、私は診ています。

お灸を１回すえたら、ジクついて治らないのは、大体湿熱型です。

お灸をして温めているはずなのに、逆にその部分だけ白く抜ければ、これは、大体冷えに偏っている場合が多いようです。

（5）刺絡診

刺絡による出血の色と状態で、経穴を診断する話に入ります。

刺絡は、細絡を中心にする出血、それから井穴の出血、肩井の出血というのが代表的なものですが、いずれにしても色が黒っぽく粘っているのは、大体実邪に当たっています。

それから、細絡にちゃんと鍼を打つと、噴水のように出るのがありますね。あれは、邪実に見事に当たったので、止めてはならない。人によっては、「先生これは動脈に当たったのですか？」と聞きますが、いいえ、違うのです。

動脈の場合は、必ず拍動がありますから、拍動がなく、１ｍくらい上がるものもあります。

それは、少し待てば止まります。

酷い瘀血があって、実熱と重なった場合には、場合によっては30分以上、出血が止まらない場合があります。

■患者さんを安心させる

その場合、患者さんの精神状態を見て、不安がったら、すぐに止めて下さい。不安がらなかったら、出したほうが良いのです。やがて、血が出切って、固まって止まります。

刺絡をする場合は、患者さんが、血を出すことに不安感を覚えるので、その場合は直ちに止めて、「安全なんだよ」と言いながら、繰り返し何回かに分けて、血を出すのです。

■不適応症

当然、血友病や白血病とかにしてはいけません。それは、もう完全に不適応症ですから、当然のことながら、してはいけません。

また、絞っても色の薄い、綺麗な血が出るというのは、これはしてはいけない証だったということを示しています。サラッとしたものが出た場合は、直ちに揉んで血を止めなくてはいけません。

しかし、一般に刺絡が適応と考えて、細絡、あるいは井穴、肩井、こういうところに鍼をして出た血の状態で、経穴の判断ができるのです。

■刺絡の方法

一般には、突いたらそのまま出るのを待ちます。ちょっと粘って出にくいのは、ちょっと指で押すくらい、あるいは、吸角をかける程度までは良いけれども、電気ポンプで、ジャッジャッと取るのは、絶対いけま

せん。あれは取り過ぎて、かえって体を良くしないと、私は考えています。

　私は、刺絡学会の役員をしているのですが、「ああいうのをするな」という私の立場と、「いや、してよい」という立場がいるのですけど。方法によっては、非常に危険ですから、できるだけ自然にしてください。

　そのことについて『霊枢・血絡論』に、瘀血があれば出しなさい、その場合は黒い血が必ず綺麗になって癒えると書いてあります。

　だから黒い粘ついたのが出切ったら、勝手に止まるということを言っておりますので、それを基本に従ってください。

　したがって、1mくらいバーッと出て5分や10分、止まらないのは（動脈をして止まらないのはいけませんが）大丈夫です。

　噴出度の加減によって、邪気がどの程度強いものかということがわかります。

　細絡だと思って、何度も血を出そうとしても、あまり出ない場合は、一般にはもうそれ以上はしてはいけません。

　ベテランになると、これはちょっと深い捌きで当てなくてはいけない場合で、浅いところに3〜4回してもまったく出なかったのが、今度は深いところにポンとしたら、グウーッと出てくることがあります。これは、ベテランでないとできませんから、一般の人はしないでください。経穴の色と血管の浮き具合、怒張をよく診て判断します。それには相当の経験が必要です。

（6）圧　診

　これも、なかなか難しいです。「押さえて痛いか、痛くないかでしょ？」って、それはその通りなのです。

　どの程度するとよいのか、患者さんの敏感度、肉の分厚さ、皆違います。敏感な人には、軽く触ってもすぐわかるし、鈍感な人は、ちょっと

強めに触らないといけません。「先生、じゃ、何グラム？」と言われても、皆違うのだから困ります。

■圧痛を引き出すコツ

　一つには、その経穴の下にすぐ骨がある場合は出やすいのです。下に骨がない場合は、何か下敷きになるようなもの、たとえば腱とか、筋に押し当てるようにすると、圧痛は出やすいのです。

　合谷のようなところであれば、経穴を広げ、緊張させておいて、ゴリゴリッと擦ると出て来やすいのです。緩んだ状態では、圧痛は出にくいのです。よく覚えておいてください。

　原穴では、圧痛を探る時には、経穴を広げて緊張させた状態によって、上下、左右に擦ります。

　経穴の擦り方も、上下、左右を中心にして少し圧迫します。圧迫を中心にすると、嫌なものを感じて「触られたくない」となるから、上下、左右に接触するようなつもりで、少し圧を加えます。すると、気持ちよく、あまり嫌な感じをしないで圧痛を検出することができます。圧ばかりをガーンと加えないで、上下、左右に揺さぶりながら圧痛を求めるのが基本です。

　原穴とか、督脉上の圧痛の場合は、下敷きがあるから、圧痛は出やすいのです。

　浅いところにある圧痛と、深いところにある圧痛がありますから、それも弁えて、先ほどのさまざまな診察法があったでしょう？　その診察法をさまざま組み合わせて、「これは大体浅いところに出るだろう」「これは深いところに出るだろう」と読んで、圧痛をどの辺りで取るかということを読むのです。

　何十年もしてくると、これはこの程度だと、すぐわかります。若い人に圧診をさせると、やはり下手が多いです。なかなか上手になりません。やはり多く触れて、自分で研究するしかありません。

　井穴診の場合も、捻ったり縦にしたりしますが、ただ、ギッと押さえ

たらそれはどこでも圧痛が出ます。それは圧痛とは言いません。

経穴を、軽く上下に触れる。それに、少し圧がかかって痛がれば、それは圧痛なのです。「こちら側にはない」というように出てくるのです。

圧痛は、場所によっての求め方が、皆違います。原穴の場合は、骨の近くにあるものと無いものの圧痛の求め方は、異なります。

関節にある井穴診のような圧痛の取り方、督脉上の圧痛の取り方、いずれも少し工夫が必要です。シンドイけど、それをきちんと取ると、急性疾患には、非常にはっきりと現れます。慢性化すると、圧痛が大体出なくなって、経穴が沈むことが多いのです。それでも、圧痛がある場合もあります。

やはり、圧痛というのは、熱との関わりが深いと思います。あるいは、逆に冷えとの関わりも強いようなので、そういう意味で圧痛が出やすいものと出難いものとがありますが、取り敢えず、どんな病であれ、急性疾患には圧痛で、ほとんど90％以上の判断ができるだろうと言って良いです。急性腹症であろうが、です。急性腹症と言うと、どの臓腑がやられているかなんて、長く問診ができないでしょう？　舌と脉と、後は、経穴を探ってみるくらいで、それも圧痛で「これは胃経にきているな」とか、「脾経にきているな」「肝経にきているな」と、すぐにわかります。

胃痙攣を起こしたり、頭痛を起こしているのに、「ああだ、こうだ」と、1時間以上も問診はできません。そういう時に、多面的な観察をしながら、体表観察をきちんと勉強して行くと、逆に体表観察に出ている所見から、「問診では、多分こう言っただろうな」ということが、わかるのです。

私たちが、なぜ、多面的観察ということを言ってきたのかは、そういうことを一つには応用するためです。一つは、正しく診断するために、情報を得ているわけです。

4 おわりに

　今日は、現時点での体表観察の集大成を話しました。耳新しいことも入っているはずです。

　先述の、労宮による寒熱の状態を探るというのは、特に悪性腫瘍などは、どのような位置にあるかを、体幹部をずっと手で触れて行くと、ちょうどスキャナーのような形で表れてきます。たとえば、肺癌の場合、右側にあると、こうして（右前胸部）触って行きます。そうすると、ある部分だけヒヤッとします。横はこっち側に出ているとか、前後のどちらに冷えが片寄っているか、その高さの位置の決定とともに、手前の方なのか、後ろに傾いているか、大体わかります。1回してみてください。この方法で、大体それがわかります。

　実は、そういうことがきちんとできるようになると、かつてから私が言っている、空間的な気の偏在を整えることによって、癌をある程度押さえてしまうことも、可能になってきます。なかなか、この体表観察というのは奥が深いもので、一言で終わるわけにはいかないのです。

　大体、以上の話を基に私たちは行っていますが、後は経穴の取り方を正確にするということ。当然のことながら、原穴診でもその他でも、正確に経穴を取っていなかったら、反応は出にくいですから。

　先ず正確な場所、それから最初から言うように患者さんに対するアプローチのし方。触り方も、がさつでなく丁寧に。相手も優しく誠意を持った手というのはわかりますので、そういうことで、ズーッと探ってゆくのだということを一つ覚えていただきたい。

1 『霊枢・九鍼十二原』

「五藏有六府. 六府有十二原. 十二原出於四關. 四關主治五藏. 五藏有疾. 當取之十
二原. 十二原者. 五藏之所以稟三百六十五節氣味也. 五藏有疾也. 應出十二原. 十
二原各有所出※. 明知其原. 覩其應. 而知五藏之害矣.」

2 『霊枢・九鍼十二原第一』

「刺之要. 氣至而有效. 效之信.」

『霊枢・終始第九』

「所謂氣至而有效者. 寫則益虚. 虚者. 脉大如其故而不堅也. 堅如其故者. 適雖言故.
病未去也. 補則益實. 實者. 脉大如其故而益堅也. 夫如其故而不堅者. 適雖言快.
病未去也. 故補則實. 寫則虚. 痛雖不隨鍼. 病必衰去. 必先通十二經脉之所生病.
而後可得傳于終始矣. 故陰陽不相移. 虚實不相傾. 取之其經.」

3 『霊枢・九鍼十二原第一』

「刺之而氣至. 乃去之勿復鍼. 鍼各有所宜. 各不同形. 各任其所爲. 刺之要. 氣至而
有效. 效之信. 若風之吹雲. 明乎若見蒼天. 刺之道畢矣.」

本部会（平成12年12月 3 日）

■著者略歴

昭和18年10月5日生まれ。

　先祖からの郷里・島根県出雲市にて育つ。十四世鍼醫、藤本傳四朗蓮風。

昭和40年3月、関西鍼灸柔整専門学校卒業と同時に大阪府堺市にて独立開業。

　大阪市立大学医学部解剖学教室助教授・藤原知博士に学問的薫陶を受く。

　同教室の東洋医学研究会「大阪経絡学説研究会」代表幹事となる。

昭和54年、研究会を独立させ、「北辰会」を設立、同会代表となる。現在、会員150名。

昭和56年～同61年、母校関西鍼灸柔整専門学校の教員を務める。

平成5年、日本刺絡学会評議員となる。

平成7年、日本経絡学会（現・日本伝統鍼灸学会）評議員となる。

平成11年、日本伝統鍼灸学会参与となる。

全日本鍼灸学会、日本伝統鍼灸学会等、シンポジストとして活躍。

第4回国際アジア伝統医学会・鍼灸部門の座長を務める。

第51回日本東洋医学会学術総会シンポジウム「喘息」にて座長を務める。

森ノ宮医療学園専門学校特別講師

平成6年、第74版以降『日本紳士録』（交詢社）に登載される。

馬術を趣味とし、B級ライセンス取得。日本馬術連盟会員。

　〈著作等〉

『伝統医学の諸問題』（伝統医学新人の会）共著

『十二経絡図譜』（北辰会）共著

『弁釈鍼道秘訣集』（緑書房）

『針灸舌診アトラス』（緑書房）共著

『鍼灸医学における実践から理論へ』パート1，2（たにぐち書店）

『臓腑経絡学ノート』（たにぐち書店）監修

『アレルギーは鍼で治せ』（双葉社）

VTR『北辰会方式の診断法』全3巻（ジャパンライム社）

朝日新聞「論壇」に「鍼灸医学に国保を」と題して論文掲載。

その他、論文多数。

〒631－0036

奈良県奈良市学園北2丁目1-10　藤本漢祥院

鍼灸医学における実践から理論へ パート3
いかに弁証論治するのか　その2

2004年 1 月26日　第 1 刷発行
2018年11月15日　第 3 刷発行

著　者　藤本傳四郎　蓮風
発行者　谷口直良
発行所　（株）たにぐち書店
　　　　〒171-0014　東京都豊島区池袋 2-68-10
　　　　TEL.03-3980-5536　FAX.03-3590-3630
　　　　たにぐち書店.com

落丁・乱丁本はお取り替えいたします。